AF346681

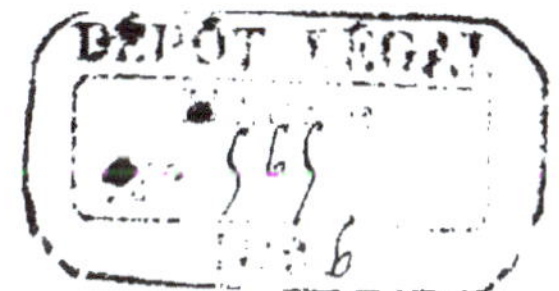

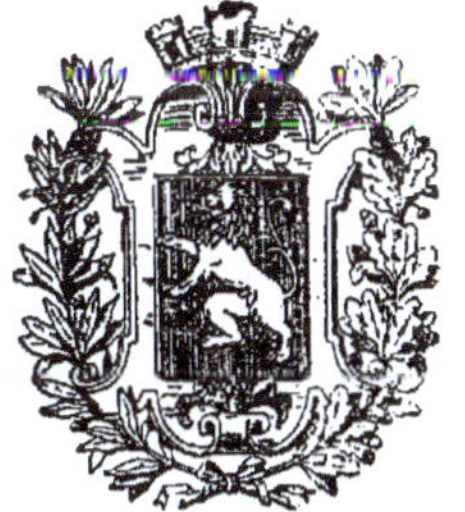

Dᴿ ÉMILE JULIA

Médecin stagiaire au Val de Grâce

DES APPLICATIONS EXTERNES

DE PILOCARPINE

DANS LE TRAITEMENT DES NÉPHRITES

ET DE LEUR EFFET DIURÉTIQUE EN PARTICULIER

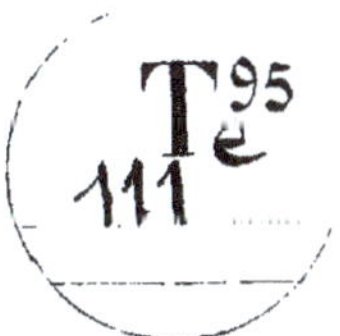

A.-H. STORCK, ÉDITEUR

LYON

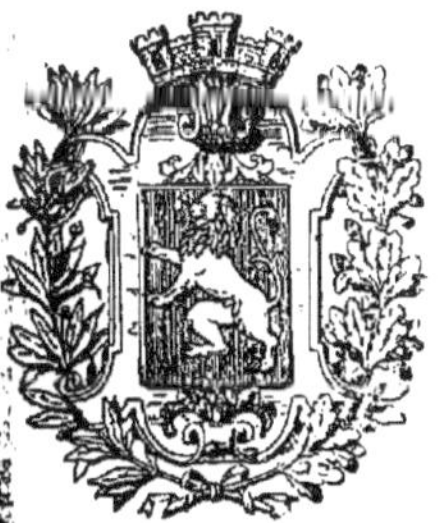

Dr ÉMILE JULIA

Médecin stagiaire au Val de Grâce

DES APPLICATIONS EXTERNES

DE PILOCARPINE

DANS LE TRAITEMENT DES NÉPHRITES

ET DE LEUR EFFET DIURÉTIQUE EN PARTICULIER

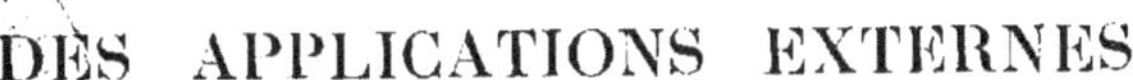

A. H. STORCK, ÉDITEUR

LYON

M. le docteur Humbert Mollière m'a fait le très grand honneur de me confier le résultat de ses travaux et de ses observations cliniques sur un sujet qui lui est cher et de diriger les recherches nouvelles et les expériences faites dans son service de l'Hôtel-Dieu pour ce travail : je n'oublierai jamais tant de preuves d'estime, non plus que la bonté accueillante d'un maître qui a contribué pour une si large part à l'initiation médicale de ses élèves.

M. le professeur Soulier a bien voulu placer sous la haute autorité de son nom ces quelques chapitres pour lesquels il a donné de si précieux conseils : je lui en suis sincèrement reconnaissant et je suis bien heureux de pouvoir lui affirmer ici mes sentiments de profonde gratitude et de respectueux dévouement.

INTRODUCTION

En 1873, Coutinho, médecin brésilien, faisait connaître en France le jaborandi, *pilocarpus pennatifolius*, arbuste de la famille des *rutacées*, très répandu dans l'Amérique du Sud, et tout à fait inconnu en Europe jusqu'à cette époque. En 1875, Hardy, en isolait un principe actif : la *pilocarpine*, qui fut aussitôt étudié, et dont on apprit à connaître bientôt les effets physiologiques et thérapeutiques.

La *pilocarpine* est un alcaloïde amorphe, d'aspect sirupeux, incolore, amer, soluble dans l'eau et surtout dans l'alcool, et qu'on isole le plus souvent à l'état de chlorhydrate. On le retire des feuilles et plus encore de l'écorce des tiges du Jaborandi.

Au point de vue de son action physiologique, il a été étudié tout d'abord par Gubler et par Rabuteau, puis par Hardy et Rochefontaine dans le laboratoire de Vulpian, enfin par Vulpian et Morat.

On lui reconnut la propriété d'être un sudorifique de premier ordre ; des expériences mirent ensuite en évidence que toutes les sécrétions étaient augmentées par l'ingestion de deux à trois grammes de feuilles de jaborandi en infusion, ou par l'injection de pilocarpine par la voie hypodermique. On vit que, peu toxique pour les animaux, l'infusion de douze grammes de feuilles de jaborandi injectée dans les veines d'un chien ne déterminait pas la mort. On nota bientôt que la pilocarpine se comportait dans les essais de physiologie comme l'antagoniste de l'atropine (Vulpian et Bochefontaine), si on l'employait à une certaine dose ; si on employait enfin une dose extrême, tous les phénomènes devenaient semblables à ceux que provoquait l'atropine ; le pouls était très fréquent, la pression sanguine très faible, et la mort arrivait par syncope, avec arrêt du cœur en diastole.

Il y avait donc trois actions différentes suivant les doses : la plus forte était *la dose toxique ;* — la dose moyenne, *celle de l'antagonisme ;* -- la dose faible (un centigr.) était la *dose thérapeutique* (H. Soulier : *Traité de Thérapeutique*).

C'est en 1879 que ce nouvel alcaloïde faisait son entrée dans la thérapeutique. Strauss montrait qu'en injectant la pilocarpine par la voie sous-cutanée on provoquait une sudation locale avec une très petite dose. Aubert, chirurgien-major de l'hôpital de l'Antiquaille à Lyon, dans ses recherches sur l'absorption par la peau, vit, peu de temps après, qu'avec des doses très minimes on obtenait aussi une sudation très abondante, par des frictions cutanées exercées avec la paume de la main ; on enlevait ainsi les couches épidermiques, on déchirait les gaînes des poils, ce qui favorisait l'absorption du médicament. Daniel Mollière, en 1882, faisait part à la Société des sciences médicales de Lyon des bons résultats qu'il obtenait en employant le jaborandi en applications externes, *dans le traitement de certaines affections chirurgicales (entorses, contusions, hydarthroses)*. Un grand nombre d'observations très concluantes furent apportées par le docteur Célestin Baux dans une thèse de Lyon (1883) où se trouvent consignés les résultats excellents obtenus par la nouvelle méthode mise en pratique dans le service de Daniel Mollière à l'Hôtel-Dieu.

Mais c'est surtout dans le traitement d'*affections médicales* que la pilocarpine allait être proposée par différents auteurs, comme agent thérapeutique nouveau. Signalons tout d'abord que Witkowski en fait presque un spécifique de l'*ictère hépatique*, — opinion peu admise d'ailleurs ; — Casati rapporte avoir guéri trois cas de *tétanos* par l'injection sous-cutanée d'un centigr. de chlorhydrate de pilocarpine ; — Cassin l'emploie dans la *diphtérie* et le *croup* comme excitant des sécrétions de la muqueuse respiratoire ; — M. Lannois, partant des idées du professeur Lépine sur le *diabète pancréatique*, a essayé les injections hypodermiques de pilocarpine pour augmenter la proportion de ferment glycolytique sécrété par le pancréas : il a trouvé que le sucre diminuait après les injections.

Enfin, comme nous allons le voir, c'est avec un

succès tout à fait satisfaisant que plusieurs affections médicales, et particulièrement les *néphrites*, allaient être traitées en employant la pilocarpine d'abord par la voie sous-cutanée, puis par les applications externes.

Vers 1882, Humbert Mollière, médecin de l'Hôtel-Dieu de Lyon, expérimentait les effets de la pilocarpine dans le traitement de diverses affections médicales, en l'employant d'abord *par la voie hypodermique*, comme l'avait indiqué Strauss; il obtint des résultats qui étaient dignes d'être remarqués, et qui l'engagèrent à poursuivre l'étude de cet agent thérapeutique nouveau. Ainsi employée, la pilocarpine déterminait une sueur intense, ce qui favorisait l'élimination des produits toxiques accumulés dans le sang : Albert Robin, dans ses expérimentations, avait trouvé, depuis quelque temps déjà, que la sueur provoquée par le jaborandi était très riche en urée et en chlorures ; on voit de quelle utilité pouvait être l'emploi de ce médicament chez les malades atteints de néphrites aiguës, par exemple, caractérisées par la suppression momentanée des urines ; la fonction cutanée suppléait la fonction urinaire ; l'organisme malade avait le temps de se décongestionner sous l'action d'autres médicaments, et les accidents urémiques pouvaient être prévenus et écartés.

Humbert Mollière recueillit alors plusieurs observations où l'emploi de la pilocarpine fut d'un puissant secours pour les malades : un vieillard atteint d'urémie à forme dyspnéique et délirante voyait ses accidents

disparaître sous l'influence d'une injection d'un centigramme de pilocarpine, et pendant près d'un mois
les glandes salivaires et sudoripares suppléèrent chez
ce malade la sécrétion rénale presque supprimée ; —
une femme en plein coma urémique et dont l'affection
rénale était consécutive à une lésion du cœur, était
soulagée immédiatement par l'emploi de la pilocarpine,
et les accidents comateux disparaissaient bientôt;
l'albumine que contenait ses urines avait disparu
complètement quand cette malade sortit de l'hôpital;
— un jeune homme était encore soigné avec le plus
grand succès par cette nouvelle méthode pour des
accidents de néphrite infectieuse dans le cours de
laquelle était survenue une broncho-pneumonie double,
qui semblait devoir amener une issue fatale prochaine :
les urines étaient très rares, et les phénomènes dys-
pnéiques les plus violents étaient déclarés depuis
plusieurs heures ; par l'injection hypodermique de
pilocarpine, une sueur extrêmement abondante s'établit et les substances toxiques s'éliminant ainsi, on
put lutter contre l'intoxication consécutive à l'insuf-
sance rénale, et le malade guérit complètement.
(H. Mollière : Note sur un cas de pneumonie double
traitée avec succès par la pilocarpine, avec réflexions
sur l'action de ce médicament. *Lyon médical,*
8 mars 1885, t. XLVIII, p. 327).

Par bien d'autres observations encore, toutes extrêmement démonstratives, H. Mollière put acquérir la
conviction que la pilocarpine était un agent théra-

peutique précieux, aussi bien chez les malades en puissance d'une attaque d'urémie et chez lesquels un état d'anémie extrême contre-indiquait la saignée, que chez ceux qui pouvaient supporter cette dernière et qui trouvaient alors en elle un auxiliaire puissant.

Mais il ne faut pas se dissimuler, qu'ainsi employée en injections hypodermiques, la pilocarpine est d'un emploi très délicat et qu'il faut en surveiller l'administration avec la plus grande attention chez les vieillards et chez les sujets dont les organes circulatoires ne sont pas en bon état : à certaines doses, et suivant la susceptibilité des malades, la pilocarpine a une action fâcheuse sur le cœur, et il faut se méfier des phénomènes de collapsus que l'on peut avoir dans certains cas.

Plusieurs expérimentateurs (Vulpian, Bochefontaine) avaient d'abord vu que la pilocarpine à doses toxiques occasionnait des troubles cardiaques, non pas en agissant, d'après Robin, sur le cœur lui-même, mais par l'intermédiaire du système nerveux.

Pour ces raisons, Humbert Mollière déclare avoir cru devoir délaisser l'emploi de la pilocarpine pour un traitement moins énergique, dans les cas où, comme cela arrive souvent, l'affection rénale est accompagnée de lésions cardiaques secondaires.

Mais à ce traitement des néphrites par injections hypodermiques, le médecin de l'Hôtel-Dieu allait bientôt substituer un nouvel emploi de la pilocarpine, qui devait donner les meilleurs résultats sans avoir les dangers de l'injection sous-cutanée : c'était le traitement par *applications externes de pilocarpine* dont nous allons essayer d'indiquer les effets dans les divers chapitres de ce travail.

C'est à l'exemple de Daniel Mollière, chirurgien-major de l'Hôtel-Dieu, qui, comme nous l'avons signalé plus haut, avait eu de très nombreux succès par les applications externes du jaborandi dans les affections chirurgicales, que Humbert Mollière, son frère, expérimenta à son tour ce moyen thérapeutique dans les affections médicales. Les premiers essais furent heureux dans plusieurs maladies, et particulièrement dans les *néphrites*. Dès lors, une série de malades furent soumis à ce traitement nouveau, et tous n'ont eu qu'à se louer de l'avoir subi.

Que l'on ait affaire à des néphrites aiguës ou qu'il s'agisse de formes chroniques, les applications externes de pilocarpine ont toujours eu une action évidemment salutaire sur la maladie : dans les cas aigus, la guérison très rapide est la règle ; dans les cas chroniques il y a toujours amélioration et survie plus longue que dans les méthodes palliatives que l'on emploie ordinairement.

Les premiers résultats de cette méthode ont été fournis en 1891. Le professeur Soulier, dans son beau *Traité de thérapeutique*, signale ce mode de traitement avec les effets obtenus (Paris, 1891, t. II, page 540 à 546).

Au dernier Congrès de médecine interne tenu à

Lyon en 1894, sous la présidence de M. le professeur Potain, des faits plus nombreux et des conclusions plus fermes ont été apportés par le Dr H. Mollière.

Un peu plus tard paraissait dans le *Lyon médical* un mémoire fort intéressant et très démonstratif sur la méthode, par son auteur lui-même (H. Mollière : Nouvelles recherches sur les applications externes de pilocarpine dans le traitement des néphrites, *Lyon médical*, année 1895).

Enfin le nombre des observations s'est accru. Depuis dix ans que la médication est expérimentée, nous croyons qu'il est aujourd'hui possible de tirer des conclusions sérieuses. — De plus, il nous a semblé intéressant de mettre en lumière le mode d'action de ce médicament employé sous une forme nouvelle, parce qu'il nous a paru absolument particulier, et qu'il n'existe encore que fort peu de faits pouvant être rapprochés des nôtres sur ce point.

Ce sont ces conclusions et ces considérations que nous allons essayer de donner ici.

CHAPITRE PREMIER

Médication par les applications externes de pilocarpine et principaux effets de cette médication.

La médication par les applications externes de pilocarpine consiste dans des frictions de toute la région dorso-lombaire avec une pommade ainsi composée : vaseline blanche, 100 grammes ; nitrate de pilocarpine, de 5 à 10 centigrammes ; la région est ensuite recouverte d'une couche épaisse de coton cardé et d'une feuille de toile cirée, le tout étant maintenu par des bandes de tarlatane. L'appareil peut être enlevé au bout de deux heures environ ; mais il est préférable de le laisser en permanence et de ne l'enlever que si le malade était trop incommodé par la présence du coton ou si la sudation provoquée était trop abondante.

Sous l'influence de ce traitement, on observe une série de phénomènes, qui peuvent se produire simultanément et que nous étudierons séparément dans ce chapitre pour plus de clarté et de précision.

Les premiers effets provoqués par la présence du jaborandi se manifestent très rapidement : une demi-heure environ après la friction, la sueur apparaît ; le jour même, la diurèse commence ; les œdèmes cèdent en général au bout de deux ou trois jours ; et pour les maladies aiguës, la guérison s'obtient en une, deux et rarement trois semaines.

Les principaux effets que nous aurons à étudier ici sont donc :

A). — La diaphorèse ;

B). — La diurèse ;

C). — La disparition de l'albumine et les variations de l'urée ;

D). — La disparition des œdèmes et des divers autres accidents ;

E). — La marche générale de la maladie traitée par cette nouvelle méthode.

*
* *

A). — Le premier phénomène que l'on observe généralement consiste en *une transpiration très abondante*, si abondante que les couches de coton qui recouvrent la région dorso-lombaire sont entièrement humectées de sueur. Très souvent la sudation commence, avons-nous dit, une demi-heure après la friction. Nous savions déjà que ce phénomène de diaphorèse se mani-

festait avec une très grande rapidité après les injections
hypodermiques de l'alcaloïde : quelques minutes après
le plus souvent. C'est donc un peu plus tard que
l'action diaphorétique apparait ici. Mais elle est alors
tout aussi abondante et la nouvelle méthode a l'immense
avantage d'être absolument inoffensive, comme nous le
verrons plus loin.

Suivant les premiers expérimentateurs, la sueur
obtenue par la pilocarpine est d'abord visqueuse, puis
aqueuse, sans réactions différentes de l'état normal.

M. le docteur Tourton a soutenu qu'elle était de
réaction alcaline (J. Tourton : *Essai sur la réaction
de la sueur*, Paris 1879). Mais il s'agissait ici d'indi-
vidus chez lesquels le médicament avait été introduit
par la voie hypodermique. M. le docteur Mollière a
reconnu au contraire que la sueur provoquée par les
applications externes ne réagissait en aucune façon sur
le papier de tournesol. Quelques heures après, elle
devient acide, mais cette acidité est bien moins forte
que celle des sueurs normales.

Une heure à une heure et demie après l'application
de pilocarpine, le malade est très souvent dans un
véritable bain de sueur : ce moyen d'*élimination* est
donc ici extrêmement puissant, et cela seul pourrait
suffire parfois à lutter contre l'insuffisance rénale, si
cette sudation énorme n'était presque toujours accompagnée d'une diurèse abondante.

Pour se rendre compte des quantités de sueurs
émises, on peut employer le procédé que Daniel Mollière

et son élève le docteur Célestin Baux employaient, lorsqu'ils traitaient les entorses ou les hydarthroses par les frictions à la vaseline pilocarpinée suivies d'enveloppements ouatés, comme nous le faisons ici pour les maladies du rein. Ils pesaient le coton servant à l'enveloppement avant et après la production de la sueur : la différence de poids indiquait celui de la sueur émise.

Cette première propriété diaphorétique, qui avait paru si évidente aux deux frères Mollière, a pourtant été mise en doute dans un article fort intéressant du docteur Grandclément, paru dans le *Lyon médical* (26 mai 1895). « Un premier fait se dégage des remarquables observations du docteur H. Mollière, dit M. Grandclément, c'est l'efficacité certaine et quelquefois surprenante de cette abondante sudation. En réfléchissant un peu, on trouve facilement le pourquoi : on provoque là une puissante dérivation cutanée qui décongestionne d'autant les organes internes et approprie rapidement cet organisme auto-intoxiqué. Mais cette sudation est-elle bien le résultat de la pilocarpine en frictions, pour la majeure partie ? Ne serait-elle pas due surtout à l'enveloppement et à la concentration de la chaleur par le coton et la toile cirée ? Je penche complètement vers cette dernière proposition et je pense que l'enveloppement joue le rôle essentiel, tandis que la pilocarpine ne joue qu'un rôle tout à fait secondaire, je dirai même tertiaire. »

Mais il était facile de faire des expériences comparatives, et de se rendre compte ainsi de la valeur de l'objection faite à la méthode nouvelle. Si on enveloppe simplement un malade avec du coton, sans friction préalable, il y a évidemment production de sueur; mais cette diaphorèse est d'abord très manifestement inférieure à celle qu'on provoque par la présence de la pilocarpine, de plus elle n'est pas soutenue pendant des journées entières comme on le voit à la suite des frictions. C'est ce qu'ont montré les nombreuses expériences faites dans le service du Dr H. Mollière. Prévoyant en effet l'objection qui lui serait faite, ce dernier a fait pratiquer des enveloppements sans pilocarpine à des malades atteints de rhumatismes et de lumbago, sans que jamais il se soit produit une diaphorèse comparable à celle que donne la pilocarpine.

Une expérience a même été faite chez un brightique; des enveloppements sans friction préalable ne donnaient rien, tandis que la diaphorèse s'est manifestée avec intensité sitôt les frictions commencées, en même temps que les urines augmentaient de volume.

Il y avait d'ailleurs longtemps qu'on avait étudié l'intensité de sudation différente selon qu'on emploie les enveloppements sans frictions ou après frictions: en se reportant à la thèse du Dr Bonnefoy, élève de Daniel Mollière (Bonnefoy : *Traitement de quelques affections chirurgicales par la sudation locale*. Lyon 1882) et en comparant les résultats qui y sont fournis à ceux que l'on trouve dans la thèse du Dr C. Baux, dont nous avons déjà parlé, on se convaincra que la sudation provoquée par le soul coton est loin, d'une façon générale, de valoir la diaphorèse consécutive aux frictions pilocarpinées.

Nous publions plus loin l'observation d'un homme de 45 ans atteint de néphrite chronique et traité par les applications externes suivies d'enveloppements ouatés (*obs. XII*) : les sueurs ont été si abondantes que toutes les couches de coton en étaient imprégnées et gonflées, et que la quantité des urines, tout en étant supérieure à la normale, est descendue entre 2 litres 500 et 3 litres, ce qui montrait l'action vraiment efficace du traitement. Chez ce malade, il est vrai, l'expérience comparative n'a pas été faite, mais nous croyons qu'il serait vraiment difficile de soutenir que de simples enveloppements ouatés aient pu produire de tels effets diaphorétiques.

Ajoutons enfin que dans les services de chirurgie, où l'on enveloppe si souvent tantôt un membre malade, tantôt le tronc ou une très grande partie du corps avec plusieurs couches de coton fixées par des bandes, on n'a jamais observé qu'une sudation relativement minime si on la compare à celle que nous obtenons ici.

Il faut remarquer pour terminer qu'il est des sujets chez lesquels nous n'avons jamais observé de sudations et qui étaient malgré cela améliorés considérablement, par le fait de la diurèse, qui se manifestait alors sans être accompagnée de diaphorèse ; le fait est certainement assez rare, mais il faut savoir qu'il peut y avoir ainsi dissociation des effets de la pilocarpine.

La diaphorèse n'est pas d'ailleurs le phénomène le

plus constant et le plus important de ceux que nous avons à étudier ici.

B). — Nous allons étudier maintenant un second effet produit par les frictions pilocarpinées et qui est certainement le phénomène *salutaire par excellence* pour les malades traités par cette méthode : nous voulons parler de la *diurèse* excessive et continue qui a toujours été observée en pareil cas. *A une excrétion presque nulle, boueuse, succèdent des urines claires et très abondantes*. Nombreux sont les malades qui entrant à l'hôpital en émettant à peine 5 à 600 grammes d'urines en vingt-quatre heures voyaient augmenter dès le lendemain la quantité de leurs urines grâce au traitement. Il n'était pas rare même de voir cette quantité aller jusqu'à trois et quatre litres. C'est surtout dans le traitement des néphrites aiguës qu'on obtenait les chiffres les plus considérables.

Un point important à considérer est l'augmentation de la densité des urines émises en pareil cas. Si l'on trace la courbe des densités, en même temps que celle de la quantité des urines, pendant plusieurs semaines de traitement à la pilocarpine, on voit le parallélisme presque constant entre ces deux courbes : ceci nous semble une preuve manifeste de l'action éliminative du médicament.

Nous verrons dans le chapitre suivant que cette propriété est absolument particulière à ce mode d'emploi de la pilocarpine.

Il y a déjà une dizaine d'années que H. Mollière s'aperçut le premier de cette diurèse consécutive aux frictions pilocarpinées. Ayant traité depuis lors un grand nombre de brightiques de la même façon, il n'a jamais vu d'exemple où ces effets ne se produisent pas. C'est souvent dans les vingt-quatre heures qui suivent le commencement du traitement que la quantité des urines se met à augmenter ; quelquefois deux jours après ; rarement plus tard. Nous publions quelques observations fort convaincantes à ce sujet avec courbes à l'appui ; on peut y voir que l'ascension de la courbe des urines émises en vingt-quatre heures est toujours très nette ; tantôt elle est progressive (*Obs. V et IX*); tantôt elle est brusque (*Obs. IV, VI, et VIII.*)

A cette interprétation des faits on a opposé plusieurs fois l'objection suivante : Puisque les malades traités par les applications externes de pilocarpine sont mis en même temps au régime lacté, toujours si efficace dans le traitement des néphrites, pourquoi ne pas lui attribuer les résultats obtenus? Comment peut-on faire la part de ce qui revient à l'une et à l'autre médication?

Mais il était facile encore ici de répondre à l'objection en opposant des constatations cliniques. Toutes les fois que les malades ne voulaient pas accepter le régime lacté, ce qui arrivait relativement assez souvent, la diurèse se produisait néanmoins en même temps que les œdèmes disparaissaient, sous l'influence de la médication par les applications externes de pilocarpine. Nous renverrons le lecteur à l'observation de ce malade âgé de 63 ans dont nous publions plus loin la courbe de la quantité des urines (*obs. II*) : sans qu'il ait été soumis à la diète lactée, et malgré le régime maigre qu'il a conservé toujours, la quantité des urines s'est maintenue entre 2 litres 500 et 3 litres 400 pendant la durée du traitement ; tous les autres symptômes caractéristiques de l'insuffisance rénale disparaissaient en même temps et le malade sortit bientôt guéri de l'hôpital.

Chez un autre malade atteint de mal de Bright, qui ne prenait qu'un litre de lait par jour et mangeait des légumes à ses repas, les frictions à la pilocarpine ont déterminé, en même temps qu'une diaphorèse abondante, une diurèse assez considérable : au bout de deux jours de traitement le malade émettait 1200 grammes d'urines de plus qu'avant le traitement ; dès que les frictions ont été supprimées la quantité des urines a diminué, bien que le régime des boissons ait été maintenu le même.

Nous pouvons encore fournir bien d'autres chiffres : nombreux sont les malades traités dans le service du docteur H. Mollière à l'Hôtel-Dieu, qui suivaient le régime ordinaire de la salle, viandes et légumes, et qui soumis au nouveau traitement, fournissaient une preuve de plus de son efficacité certaine : chez tous, on recueillait un litre dans les vingt-quatre heures avant l'application de la méthode, et, presque brusquement, deux litres et plus, sitôt la méthode commencée.

Emile Julia.   2

Une observation, publiée plus loin, peut montrer
d'une façon non équivoque l'action, chez un même
individu, d'une part du régime lacté comme traitement
des néphrites, d'autre part de la méthode nouvelle aux
frictions pilocarpinées ; nous voulons parler ici d'un
homme âgé de 45 ans *(Obs. XII)*, traité à l'Hôtel-Dieu
de Lyon pour des symptômes évidents de brightisme
avec accidents assez graves, d'abord dans un autre
service, puis dans le service de M. le docteur H. Mollière ; soumis pendant vingt jours au seul traitement
par le lait, ce malade était à peine amélioré : l'œdème
avait un peu diminué ; la céphalée qu'il présentait à
son entrée à l'hôpital persistait toujours ; les crises
de dyspnée étaient presque aussi fortes. La quantité
des urines était pourtant très augmentée tout d'abord,
le malade buvant plusieurs litres de lait par jour. —
Cette augmentation n'avait été d'ailleurs que passagère.
— Dès que les frictions pilocarpinées furent commencées, et bien que la quantité de lait fût diminuée, on
vit les symptômes d'insuffisance rénale s'amender
presque aussitôt ; les urines, tout en étant très abondantes, n'augmentèrent d'abord que très peu sur les
jours précédents, pour ne monter que quelques jours
après, mais ce fait s'explique aisément par la diaphorèse
énorme qui se produisit alors ; l'élimination par la
sueur devint extrêmement active ; les œdèmes avaient
bientôt disparu ; la céphalée et la dyspnée avaient cédé ;
les urines ne contenaient que des traces d'albumine et
l'état général du malade était excellent.

Il est évident que le régime lacté, qui a si souvent
amélioré les brightiques, et qui est le traitement classique des affections chroniques et aiguës du rein, s'as-
socie tout à fait salutairement à la nouvelle méthode :
une certaine diurèse est le fait du régime lacté, mais
les conditions expérimentales ont été assez variées
pour qu'il nous soit possible d'affirmer que l'emploi de
la pilocarpine dans la majorité des cas occasionnait une
augmentation des urines imputable à elle seule; que de
fois en effet, lorsque ce traitement était surajouté au
traitement classique, nous avions à noter une augmentation concomitante et presque subite de la quantité
des urines.

On voit se produire quelquefois un phénomène en
apparence contradictoire : sous l'influence des enveloppements ouatés précédés de frictions, les malades
atteints de néphrites avec *polyurie* voient leurs urines
diminuer tandis que chez ceux qui ont de l'anurie,
l'excrétion ne tarde pas à remonter à son taux normal
et même à le dépasser. Il se produit ici des phénomènes
de balancement, dont il faut tenir compte pour ne pas
tomber dans l'erreur où est tombé par exemple Bar-
denhewer : cet auteur allemand rapporte l'observation
d'un malade chez lequel la fonction urinaire, dit-il,
n'était influencée par la médication pilocarpinée ni
dans la quantité, ni dans le poids spécifique des urines,
mais qui, atteint de néphrite aiguë, guérit cependant
sous l'influence d'un sel de pilocarpine. Il est bien
certain que s'il eût tenu compte de diverses conditions

d'absorption et d'élimination, telles que la présence d'une diaphorèse par exemple, il eût reconnu l'action non douteuse du jaborandi en pareil cas.

Comme exemple de phénomènes de balancement, nous pouvons encore signaler l'influence de l'apparition d'un flux diarrhéique, de l'augmentation ou de la diminution des boissons ingérées, de leurs qualités plus ou moins diurétiques, toutes choses qui peuvent évidemment faire varier la quantité des urines émises dans les vingt-quatre heures.

Pour terminer citons une observation qui pourra bien montrer comme il faut tenir compte souvent dans la pratique de causes les plus diverses dans l'interprétation des résultats, sous peine d'être induit en erreur. Un malade entré dans le service du docteur Mollière, dans un état d'anurie presque complète, est soumis au traitement pilocarpiné : il ne pouvait supporter ni le lait, ni un autre médicament. Le résultat des frictions fut, presque aussitôt, l'apparition des urines, qui, sans atteindre un chiffre très élevé, se maintinrent cependant à un taux presque normal. Le malade entra pourtant en agonie et mourut peu de jours après. L'autopsie donna la raison de ces faits ; les reins étaient absolument sains ; on trouva un cancer du pancréas et de l'épiploon, et l'anurie, que cet homme présentait à son entrée à l'hôpital, était d'origine réflexe.

(C) — 1°. La diminution de l'*albumine* est naturellement bien différente suivant qu'on observe des né-

phrites aiguës, ou des néphrites chroniques. La disparition complète et rapide est la règle dans les formes
aiguës : nous possédons quelques observations tout à
fait démonstratives à ce sujet.

M... Frédéric, âgé de 20 ans, atteint de néphrite
aiguë *a frigore* sort sans albumine au bout de deux
mois de séjour à l'hôpital *(Obs. I)*. — B... Marie, âgée
de 26 ans, voit son albumine disparaître complètement
(Obs. II). — M... Pierre, âgé de 48 ans, atteint de
néphrite sub-aiguë, et ayant 8 gr. d'albumine le jour
de son entrée, quitte l'hôpital sans albumine et complètement guéri trois ou quatre mois après. *(Obs. V)*.
Nous pourrions multiplier les exemples tant il a été
fréquent de constater chez les malades en traitement à
l'hôpital les effets excellents de la médication pilocarpinée nouvelle.

Dans les formes chroniques, les résultats enregistrés
ne valent pas, bien entendu, ceux-là. Les lésions du
rein sont souvent irrémédiables, et la prétention du
médecin ne peut être dans ces cas-là que d'améliorer
les malades et apporter une trève aux symptômes les
plus graves. Que de gens vivent d'ailleurs avec une
albuminurie chronique sans en être jamais incommodés. Et combien nous nous estimerons satisfaits si
cette albuminurie, qui s'accommode si bien avec la
vie, est le seul des accidents que nous laisserons à
nos brightiques à leur sortie de nos services. Si donc
il est fort rare, — et nous en avons pourtant quelques
observations, — de faire disparaître l'albumine des

malades atteints de néphrites chroniques, nous pouvons en revanche citer de nombreux cas où l'albumine a très considérablement diminué, en même temps que les autres symptômes cédaient sous l'influence de notre traitement.

Dans la deuxième observation que nous publions, L... Barthélemy, âgé de 63 ans, malade que nous avons eu l'occasion de revoir à plusieurs reprises, on peut voir que l'albumine avait presque disparu : un gros anneau était observé à l'entrée du malade dans le service ; à sa sortie, il n'y avait plus que des traces d'albumine, et depuis, aucun des symptômes pour lesquels le malade était entré à l'hôpital n'a reparu (*Obs. II*).

Pendant le traitement, l'appréciation de l'albumine contenue dans l'urine est rendue difficile à cause des variations perpétuelles du taux des urines. Mais en tenant compte de la quantité émise dans les 24 heures, on peut évaluer exactement la quantité d'albumine, qui évidemment apparaîtra au premier abord d'autant moindre qu'elle sera plus diluée, c'est-à-dire que les urines seront plus abondantes. Quoi qu'il en soit, le point important est la constatation de la diminution à la suite du traitement, lorsque celui-ci est terminé, et quand les urines, émises dans les mêmes conditions qu'à l'entrée, sont parfaitement comparables.

2° Il nous faut dire aussi quelques mots des variations de l'*urée*. Les expérimentateurs n'ont pas été d'accord sur ce point. D'après Ball et Hardy l'urine contiendrait moins d'urée qu'à l'état normal après les injections hypodermiques de pilocarpine. Mais telle n'est pas l'opinion de Robin. « Le jour même de l'administration du médicament, dit Albert Robin, l'urée diminue : mais la quantité d'urine reste alors la même. Ce n'est que quelques jours après que l'urée et l'urine augmentent. » (A. Robin, *Société de thérapeutique*, 11 nov. 1874.) En sorte que le rapport de la quantité d'urine à celle de l'urée diminue, mais que le chiffre total de l'urée excrétée augmente.

Hâtons-nous de dire que, dans le traitement par les applications externes, l'urée excrétée en vingt-quatre heures est supérieure à la normale.

Il faut avouer pourtant que les recherches sur les variations de l'urée ne sauraient, quel qu'en soit le résultat, avoir une bien grande importance ici : Leube, d'une part, a démontré en effet que, dans la sudation forcée, de grandes quantités de ce principe étaient éliminées par les sueurs, d'où il résultait qu'il diminuait parallèlement dans les urines, et que son dosage dans ces dernières ne saurait plus avoir de valeur. « La quantité d'urée diminue dans l'urine chez les personnes bien portantes ainsi que chez les urémiques, quand la sécrétion de la sueur augmente. » (Leube cité par Landois : *Traité de physiologie*, article *Sueur*, p. 526.) Robin avait d'ailleurs montré déjà depuis longtemps que, pour le cas de sueurs provoquées par la pilocarpine, l'urée et les chlorures étaient notablement augmentés.

D'autre part, nous savons d'après les expériences remarquables de Bouchard que dans les phénomènes d'auto-intoxication consécutifs à l'insuffisance rénale l'urée n'a qu'une part extrêmement minime.

Pour toutes ces raisons nous n'avons pas cru devoir attacher une grande importance aux variations de l'urée chez les malades qui étaient soumis au traitement dont nous parlons ici.

D). — Nous voici arrivé à un point extrêmement important de l'histoire des effets de la médication par les frictions à la vaseline pilocarpinée : c'est l'influence de ce traitement sur les symptômes néphrétiques en général et sur les œdèmes en particulier. Certes, il est remarquable de voir avec quelle rapidité on constate *l'élimination;* mais, comme nouvelle preuve de l'action préservatrice contre l'auto-intoxication que nous revendiquons ici pour la pilocarpine, nous avons, avant tout, le sentiment de bien-être, le soulagement manifeste et la disparition rapide et complète des accidents brightiques. C'est cette amélioration, accusée par tous les malades dont nous avons les observations entre les mains, qui est le criterium le plus sûr de l'excellence du traitement. En peu de jours, en effet, les *œdèmes* disparaissent; la *dyspnée* fait place à une respiration normale et régulière; la *céphalée*, si persistante et si violente chez tous les néphrétiques à l'hôpital, s'évanouit bientôt; tous les *petits accidents*, bourdonnements d'oreille ou troubles de la vue en particulier, ont bientôt cédé. Qu'il y ait eu ou non régime lacté concomitant, l'effet est absolument le même.

Toutes les observations que nous publions, et bien d'autres, sont des preuves absolues de ces faits.

Le symptôme qui disparaît le plus vite est, chez presque tous nos malades, l'œdème des membres inférieurs et des paupières.

Chez M... Frédéric, atteint de néphrite aiguë *a frigore* (*Obs. I*) le traitement est commencé le 25 février, le lendemain de son entrée à l'Hôtel-Dieu, et la disparition des œdèmes est complète le 1er mars, ainsi que celle de la céphalée et des vertiges; le 10 mars, à la suite de la suspension prématurée du traitement, les symptômes réapparaissent : en quelques jours, ils cessent tous une seconde fois et pour toujours devant de nouvelles frictions à la vaseline pilocarpinée. Ce malade sort à la fin du mois de mai absolument guéri, et, revu depuis, il n'a jamais eu le moindre accident.

Chez L... Barthélemy, atteint de néphrite chronique (*Obs. II*), en quelques jours on voit disparaitre un œdème généralisé jusqu'aux membres supérieurs.

Chez B... Marie (*Obs. III*), tous les symptômes cèdent avec la même rapidité et pour ne plus reparaître.

Nous arrêtons là une énumération qui serait fastidieuse et qui n'ajouterait rien à la démonstration de l'efficacité certaine de la médication.

Nous avons sous les yeux une observation où l'insuccès obtenu par cette méthode a été parfaitement expliqué par l'autopsie : il s'agit d'un homme de 42 ans, cabaretier de profession, entré dans le service de M. le Dr H. Mollière, avec une dyspnée intense, des signes de congestion pulmonaire, un œdème occupant les membres inférieurs jusqu'à l'abdomen, de l'albuminurie et de l'oligurie, presque de l'anurie. Le traitement aux frictions pilocarpinées fut prescrit sans résultat bien appréciable, la diurèse fut certainement augmentée, mais les symptômes persistèrent. La mort arriva deux jours après. L'autopsie révéla la présence d'un cœur de Traube et les lésions classiques de la néphrite diffuse chronique : mais il existait en outre, dans le médiastin postérieur, une tumeur sarcomateuse, avec noyau secondaire dans le poumon et le foie. C'est ainsi que s'expliquaient la persistance de la dyspnée et la gravité de l'état général du malade (*Obs. XV*).

E). — Nous voudrions, pour terminer, jeter un coup d'œil d'ensemble sur la marche générale de la maladie et donner des résultats de statistique, en quelque sorte, sur le traitement par les applications externes du jaborandi. Ce n'est certes pas l'observation clinique qui nous manque ici. Nous avons tous les termes de comparaison possibles entre les effets de notre médication et ceux de la simple médication par le régime lacté. On peut se rendre compte en parcourant les observations cliniques dont nous avons fait suivre ces considérations, que les résultats généraux sont complets et excellents toutes les fois que nous avons eu une forme aiguë à soigner. Il nous a été permis le plus souvent de revoir nos malades longtemps après, et de contrôler ainsi à distance les effets de la méthode.

Voici par exemple D..., âgé de 42 ans, soigné pour une néphrite aiguë et complètement guéri, et qui, revu tout dernièrement (juillet 1896), ne présente et n'a jamais présenté le moindre des accidents pour lesquels il avait été traité à l'Hôtel-Dieu (*Obs. VII*). Ce malade-là a été exactement guéri en trois semaines.

Nous pouvons dire d'une façon formelle que c'est ainsi que les choses se passent, dans les formes aiguës, dans la proportion de *9 sur 10 malades ainsi traités*.

La statistique est aussi belle dans les formes chroniques non plus pour la guérison parfaite, mais pour l'amélioration notable et durable. Nous n'en voulons pour preuve que les cinquante observations de malades, rigoureusement examinés, et dont l'amélioration a été tellement durable, que la seule chose qui persiste dans un assez grand nombre de cas, est un léger anneau d'albumine dans les urines. S'il est vrai que certains d'entre eux sont sous le coup de la réapparition de nouveaux accidents aigus, nous savons que ceux-ci pourront être conjurés au moins momentanément, et nous avons la conviction que, traités dès l'apparition des symptômes, nos malades auront un sursis parfois de très longue durée.

CHAPITRE II

Effets particuliers de la médication par les applications externes de pilocarpine comparés à ceux des autres modes d'administration de ce médicament.

La médication par les applications externes de pilocarpine a une action absolument particulière et qui la distingue complètement de toutes les autres médications. Nous voulons insister sur ce point, qui nous paraît un des plus intéressants de notre sujet : *d'une part* les effets physiologiques du jaborandi administré à l'intérieur ne doivent être confondus en aucune façon avec ceux que l'on obtient par l'emploi de notre méthode ; *d'autre part* les frictions effectuées avec d'autres alcaloïdes, ou les excitations cutanées obtenues par d'autres procédés, ou bien encore la seule chaleur provoquée par de simples enveloppements ouatés, n'ont donné aucun des résultats que nous avons observés par notre traitement. C'est ce que nous établirons dans le chapitre suivant.

Si nous avons signalé parfois en passant les résultats
de l'expérimentation pour les injections sous-cutanées
de l'alcaloïde, c'était plutôt pour donner quelque idée
de l'histoire de ce médicament, encore nouveau venu
dans notre thérapeutique. Nous voudrions au contraire
rappeler ici en quelques mots les principaux effets
de la pilocarpine absorbée, soit dans le tissu cellulaire
sous-cutané, soit en infusion au niveau de la muqueuse
gastrique, afin de les bien séparer de ceux qu'on
observe dans le mode d'emploi que nous préconisons.

D'après le professeur Soulier, la médication pilocarpinée interne (tisane du codex, injections hypodermiques de chlorhydrate) excite les sécrétions *sudorale,
salivaire, lacrymale, bronchique, cérumineuse ;* mais
une réserve est faite pour la *sécrétion urinaire*. La plupart des expérimentateurs ont parfaitement trouvé
qu'ainsi employé à l'intérieur, le médicament n'était pas
diurétique. Il faut dire cependant que tel n'était pas l'avis
de Vulpian et Bochefontaine, qui, sans en faire un diurétique de premier ordre, avaient cependant trouvé
dans leurs expériences physiologiques une légère augmentation des urines après l'injection hypodermique.
Quoi qu'il en soit, il est certain que la diminution des
urines s'observe le plus souvent, parce que, dit le
professeur Soulier, le plateau penche du côté des actions
sudorales et salivaires. C'est du moins ce qui a été
observé par tous les cliniciens qui ont expérimenté le
médicament sous cette forme. M. H. Mollière lui-même,

comme nous l'avons dit dans notre introduction, ayant traité plusieurs malades par les injections sous-cutanées avant de connaître la méthode des applications externes, eut de bons résultats, non point en rétablissant la fonction rénale, mais en lui substituant les sécrétions salivaires et sudorales, comme moyen d'élimination, ce qui différencie absolument cette médication de la nôtre.

Ces recherches cliniques ont, il nous semble, la plus grande valeur, car elles sont faites sur des malades qui se trouvaient dans les mêmes conditions que ceux sur lesquels les applications externes devaient donner de si bons résultats.

Les remarques faites par M. C. Biot (Mémoires et comptes rendus de la Société des sciences médicales de Lyon, t. XV, p. 65 des Comptes rendus) et d'après lesquelles le jaborandi à doses fractionnées (2 gr. au plus dans 250 gr. d'eau pris par gorgées dans les vingt-quatre heures) serait diurétique, perdent de leur valeur, parce qu'elles ne peuvent s'appliquer qu'à des sujets dont les reins sont normaux.

A plus forte raison, les expériences sur les animaux doivent-elles n'avoir qu'une importance tout à fait accessoire, car les exemples ne sont pas rares en thérapeutique de médicaments dont l'action est parfaitement opposée, suivant qu'on a affaire à des hommes ou à des animaux.

La caractéristique de notre méthode est donc en premier lieu *la coexistence de la diaphorèse et de la diurèse*, preuve manifeste de l'action spéciale du médi-

cament sous cette forme, bien différente, on le voit,
de celle qu'on obtient par les injections sous-cutanées,
où la diaphorèse s'accompagne au contraire d'une diminution parallèle de la quantité des urines. Il arrive
quelquefois que le malade voit, lorsqu'il était déjà
polyurique, ses urines diminuer un peu sur les jours
précédents, après une friction à la vaseline pilocarpinée : mais la quantité des urines émises reste encore
supérieure à la normale. Citons le cas de ce malade
qui, buvant plusieurs litres de lait par jour et ayant
pris de la digitale, émettait trois et quatre litres
d'urine en vingt-quatre heures, et qui, sous l'influence
de la pilocarpine, vit la quantité des urines descendre
entre deux litres cinq cents et trois litres cinq cents,
à cause de la diaphorèse énorme qui se produisit chez
lui. Quelques jours après d'ailleurs, il émettait de
nouveau quatre litres d'urine, la digitale ayant été
supprimée et la quantité de lait absorbée diminuée de
moitié depuis le début du nouveau traitement.

Ajoutons maintenant, comme nouvelle preuve de
l'action particulière de cette médication, que *jamais
il n'a été observé* chez les malades soumis au traitement
par les applications externes, cette *salivation* extrêmement abondante que l'on trouve toujours, au contraire, lorsqu'on prescrit le jaborandi pour être absorbé.
La sécrétion salivaire commence en général avant la
sécrétion sudorale, à peu près cinq minutes après l'ingestion. « Après l'ingestion de trois ou quatre grammes
de feuilles de jaborandi en infusion, dit Vulpian, la

salivation est telle que le patient est obligé de se coucher sur le côté pour rejeter à chaque instant les flots de salive. » Rien de pareil n'a été vu chez nos malades.

La *sécrétion lacrymale*, également augmentée chez les sujets qui ont absorbé de la pilocarpine, n'est nullement modifiée par les frictions.

Nous voyons donc que *loin d'exciter toutes les sécrétions*, notre médication a une action *qui lui est propre*, et que nous essayerons d'expliquer dans un chapitre suivant. Car c'est encore par son action physiologique, comme on verra, que notre traitement se sépare d'une façon fondamentale de tous les autres emplois du jaborandi.

CHAPITRE III

Rôle essentiel de la pilocarpine dans le traitement par les applications externes

Il nous faut signaler maintenant quelques expériences montrant que les effets produits par les frictions pilocarpinées sont *dus à la présence de la pilocarpine :* c'est en effet ce qui ressort de l'emploi de procédés analogues au nôtre où la pilocarpine était remplacée par d'autres alcaloïdes, ou bien encore la friction par un autre moyen d'excitation cutanée.

1° Tout d'abord, en ce qui concerne *les enveloppements ouatés sans frictions,* nous avons déjà dit plus haut qu'à la suite d'expériences faites sur des malades atteints de lumbago, nous pouvions affirmer que le phénomène de diaphorèse était loin de se produire avec l'intensité observée à la suite de notre traitement : ajoutons ici qu'aucun des autres effets ne se manifestait dans ce cas-là. Il est important de noter surtout que nous n'avions pas de *polyurie.*

Nous devions examiner quel était le rôle de l'élément *chaleur* dans la méthode que nous proposons : l'enveloppement ouaté provoque-t-il au niveau des reins une chaleur permanente suffisante pour imputer à cette dernière les phénomènes de *polyurie* que nous observons chez nos malades ? Certains auteurs ont prétendu que la chaleur était capable de provoquer la diurèse et Gubaroff cite six observations de malades en état d'éclampsie, et dont trois avaient des accidents extrêmement graves, chez lesquelles l'application de vessies remplies d'eau chaude et maintenues au niveau des reins en permanence eut le meilleur résultat : la diurèse s'établit ; les malades furent sauvées. (*Centralbl. f. Gyn.* 2 février 1895).

Remarquons d'abord que l'enveloppement ouaté dont nous entourons nos malades détermine une chaleur moindre que les vessies remplies d'eau chaude employées par Gubaroff. Nous avons pris la température, très minutieusement et à plusieurs reprises, sous l'enveloppement ouaté de nombreux malades : jamais la chaleur déterminée par la ouate n'a dépassé 37° à 37°, 2. Quoi qu'il en soit sur ce point, nous pouvons affirmer ici que les enveloppements ouatés n'ont jamais donné lieu à une augmentation des urines s'il n'y avait point de pilocarpine. Nous venons même d'appliquer sur toute la région dorso-lombaire d'un malade une couche de coton bien plus épaisse que celle que nous employons dans notre méthode : nous n'avons eu le lendemain qu'une augmentation d'urines de 100 à 150 gr., et les jours suivants un taux normal.

L'expérimentation a d'ailleurs été menée dans les conditions suivantes : après avoir soumis un malade aux simples enveloppements ouatés et avoir constaté chez lui le maintien des urines au taux normal, on a pratiqué les frictions pilocarpinées qui ont déterminé une augmentation de la quantité des urines dès le lendemain, et la diurèse s'est maintenue les jours suivants.

2° Partant de cette idée que les phénomènes observés pouvaient avoir leur origine non pas dans la présence du jaborandi mais dans l'excitation cutanée produite par les frictions, M. II. Mollière a pratiqué des frictions de spartéine, suivies d'enveloppements, sans avoir aucun des résultats dont nous avons parlé.

Les expériences faites avec d'autres substances telles que de la moutarde en cataplasmes par exemple, ou du chlorure de méthyle pulvérisé ont toujours donné des résultats négatifs. Nous nous sommes servi de simple vaseline chez un de nos malades et nous n'avons eu aucun des effets fournis par notre méthode.

La même remarque est à faire pour le stypage pratiqué sur divers malades.

Les conditions d'expérimentation ont été les mêmes que précédemment.

Chez un malade, dont nous avons la courbe de la quantité des urines sous les yeux, les frictions à la spartéine ont été continuées pendant plusieurs jours sans que jamais la courbe se soit élevée au-dessus de 1,200 à 1,400 gr. d'urine émise en vingt-quatre heures; il en a été de même quand on a remplacé la spartéine par le simple stypage et qu'on a expérimenté à tour de rôle diverses autres substances.

Il semble donc établi que si les applications externes de pilocarpine ont une action spéciale sur nos malades, c'est bien grâce à notre alcaloïde, et nous avons vu notre médication se différencier tour à tour : des traitements par l'administration de pilocarpine à l'intérieur ou en injections sous-cutanées ; de ceux où les frictions sont faites avec d'autres médicaments ; de ceux où l'on ne fait que de simples enveloppements ouatés ; de ceux enfin où la friction est remplacée par un autre moyen d'excitation cutanée.

CHAPITRE IV

De l'innocuité du traitement par les applications externes de pilocarpine et de ses principaux avantages.

Nombreux sont les reproches qui ont été adressés à la pilocarpine au moment où ce médicament a commencé à être employé en thérapeutique : non seulement il existe une dose où, toxique du système nerveux chez l'homme, il provoque la mort par syncope avec arrêt du cœur en diastole, mais encore, à la dose thérapeutique, on a noté des accidents chez les vieillards ou chez les sujets dont le cœur était faible. C'est précisément ce danger, qui n'existait à la vérité que dans certains cas particuliers, qui a fait abandonner la pilocarpine en injections sous-cutanées. Certains auteurs lui ont même attribué une action nocive sur le rein à quelque dose qu'il soit administré. « Sous son influence, dit C. Biot (*Mémoires et Comptes rendus de la Société des sciences médicales de Lyon,*

t. XV), nous avons vu chez un malade augmenter la proportion de l'albumine dans l'urine. »

A l'heure actuelle, l'action plutôt fâcheuse de la pilocarpine est admise par la plupart des cliniciens ; comme on l'a dit : la pilocarpine ferme le rein.

Mais aucun des reproches que l'on peut faire, à tort ou à raison, au jaborandi employé à l'intérieur ne saurait s'adresser à notre méthode. De même que ses effets thérapeutiques lui appartiennent en propre, et que son action physiologique lui est particulière, de même elle a des avantages et des inconvénients qui sont sa caractéristique.

Signalons d'abord la *parfaite innocuité* d'un médicament qui, comme nous le verrons plus loin, n'est même pas absorbé, et agit à distance par intermédiaire du système nerveux.

Les faits cliniques sont nombreux, que l'on peut invoquer. Il n'y a jamais eu d'accidents depuis un grand nombre d'années que la méthode est employée. On pourra voir cependant dans notre première observation (M... Frédéric, atteint de néphrite aiguë, et traité par les applications externes de pilocarpine), que, à la date du 10 mars, le malade ayant eu une syncope, le traitement est suspendu par précaution. Mais repris le 16 mars, il n'a donné lieu à aucun accident. Il nous semble que rien n'autorise à rattacher cette syncope à l'emploi de notre médicament, d'autant plus que nous avons affaire à un fait isolé et qui tenait certainement à une cause particulière. (*Obs. I.*)

Nous avons revu bien des malades traités dans le
service du Dʳ H. Mollière pour des affections aiguës
ou chroniques du rein : les résultats éloignés sont
excellents, et nous pouvons affirmer qu'il n'y a pas
plus d'accidents tardifs que d'accidents précoces.

Enfin quelques autopsies nous ont permis de vérifier
l'état du rein chez des malades qui, traités pour une
néphrite, mouraient d'une autre affection, après un
temps plus ou moins long de traitement. C'est ainsi que
J... Pierre présente un sarcome médullaire avec géné-
ralisation en même temps que de gros reins brightique
(*Obs. XIV*) ; V... Michel, saturnin et brightiques,
meurt de broncho-pneumonie intercurrente (*Obs. XV*) :
les lésions du rein étaient les lésions classiques de
l'affection rénale ; chez un malade atteint d'anurie
réflexe, traité par les frictions pilocarpinées, et qui
mourut de cancer du pancréas et de l'épiploon, le
rein fut trouvé parfaitement sain.

*
* *

Nous avons vu avec quelle rapidité tous les accidents aigus du brightisme disparaissaient par l'emploi
de notre méthode ; nous avons signalé surtout d'une
part la fonte presque immédiate des œdèmes, d'autre
part un sentiment de bien-être et de soulagement
qu'accusaient presque toujours nos malades. Nous
croyons que cette amélioration si précoce appartient
en propre à notre traitement. Que l'on considère en

effet les résultats fournis par les méthodes anciennes, et l'on sera frappé surtout de la lenteur avec laquelle les phénomènes rétrocèdent, si on compare à ces effets ceux que nous avons obtenus par les frictions pilocarpinées.

Dans les néphrites aiguës, que l'on guérit si souvent, mais si lentement dans la plupart des cas, par l'emploi du lait et des diurétiques, les symptômes s'amendent presque toujours deux ou trois jours après le commencement de notre traitement.

Le premier avantage de la méthode que nous préconisons est donc la *rapidité d'action*, en même temps que la *certitude* et la *sûreté* qu'elle apporte avec elle.

Disons maintenant pour terminer que l'action de la pilocarpine employée à l'extérieur explique, non seulement pourquoi elle est inoffensive, mais encore pourquoi elle est supérieure à toutes les substances quelles qu'elles soient : cette supériorité consiste dans *l'absence d'irritation et de fatigue pour les organes internes*. Toutes les substances ingérées dans un but diurétique agissent en effet directement sur le rein, et il n'est pas douteux que, même peu toxiques, elles finissent toujours par le fatiguer. Lorsqu'il y a trente ans, Niemeyer conseilla l'emploi des diurétiques vrais dans le traitement des néphrites graves, on ne tarda pas à lui faire cette objection. L'administration du lait, concurremment avec la scille, la digitale et autres substances qui favorisent la sécrétion urinaire, permit certainement aux malades de tolérer ces dernières, mais ce n'était que pour un certain temps seulement.

On comprend aisément que la pilocarpine telle que nous l'employons est à l'abri de ce reproche, dont il fallait tenir compte dans le traitement des maladies du rein tel qu'il était proposé par Niemeyer, et tel qu'il a été généralement adopté.

Et non seulement le rein était irrité par action directe des médicaments, mais certains agents thérapeutiques avaient encore une action fâcheuse sur la muqueuse gastrique ; ce n'est pas, croyons-nous, un mince avantage que d'épargner les fonctions digestives de nos malades.

Le lait lui-même, comme nous l'avons vu si souvent, non seulement amène chez beaucoup de malades un profond dégoût par son emploi prolongé, mais encore finit par créer un état d'intolérance absolue par sa présence au contact de la muqueuse gastrique. Or, nous avons ici une médication qui d'une part permet de se passer dans certains cas du régime lacté, et d'autre part, permet de n'employer le lait qu'à des quantités moins fortes, par conséquent moins irritantes, et pouvant être prescrites plus longtemps.

CHAPITRE V

Faits cliniques sur les applications externes de pilocarpine dans le traitement des néphrites. — Observations.

Les malades traités par la méthode des applications externes de pilocarpine suivies d'enveloppements ouatés sont très nombreux. M. le Dr H. Mollière possède au moins quatre-vingts cas, tous favorables à la thèse que nous soutenons. Parmi eux se trouvent des *néphrites aiguës*, *a frigore* ou infectieuses, des *maladies de Bright* classiques, des inflammations subaiguës et chroniques des reins (*néphrites diffuses de Rosenstein*), des néphrites interstitielles liées à l'artério-sclérose, etc.

Les meilleurs résultats ont été fournis naturellement par les malades atteints de néphrites aiguës. Nous en publions un certain nombre dont les guérisons ont été complètes. Entre autres, D..., âgé de 47 ans, homme robuste que nous avons l'occasion de revoir bien souvent, chez qui les symptômes du début furent très violents ; céphalalgie intense, anurie complète, menaces de coma; ce malade ne pouvait supporter le lait ; il prenait de l'eau et un peu de bouillon de poireau. Les frictions pilocarpinées produisirent chez lui le meilleur résultat. Il sortit guéri un mois après son entrée environ. A la pilocarpine seule, on était redevable de la disparition des symptômes (*Obs. VII*).

Citons encore l'observation suivante, que nous ne publions pas plus loin parce que nous n'avons que quelques notes à ce sujet, notes qui n'en sont pas moins suggestives : il s'agit d'un jeune homme tuberculeux entré dans le service avec une *néphrite* d'origine *cantharidienne* : très rapidement les frictions à la pilocarpine produisirent une diurèse si abondante que de 400 gr. les urines montèrent à 3 litres dès le troisième jour du traitement. Le malade fut guéri.

Comme troisième exemple, reportons-nous à l'histoire de ce malade qui, atteint de *néphrite ourlienne*, vit, en un mois, tous les symptômes rétrocéder sous l'influence de notre traitement. Il est également sorti guéri de l'hôpital (*Obs. XIII*).

Dans les formes subaiguës les résultats ont été également excellents.

Dans la maladie de Bright enfin, on verra que les symptômes graves sont le plus souvent amendés : certains malades n'ont plus que de l'albuminurie ; d'autres sont sujets à des attaques aiguës de temps à autre à l'occasion de circonstances extérieures telle que le froid par exemple; notre traitement vient leur apporter aussitôt un nouveau soulagement et les accidents aigus sont conjurés pour un temps plus ou moins long : quelques-uns, enfin, n'ont eu aucune espèce des symptômes d'insuffisance rénale depuis leur sortie du service et ont toutes les apparences de la guérison.

Bien entendu, chez les néphrétiques à la période ultime il n'y a plus rien à espérer. Pour obtenir une action diurétique utile, il faut pouvoir agir au moins sur quelques débris d'organe demeurés intacts, pour que les phénomènes de dialyse soient encore possibles.

Tout dernièrement, entrait à l'Hôtel-Dieu un jeune homme très anémié, sans œdèmes, mais ayant une quantité d'albumine énorme dans les urines. Les frictions pilocarpinées furent faites ; le premier jour les urines augmentèrent notablement ; mais le malade mourut peu de temps après avec des accidents formidables (dyspnée, hémorrhagies). A l'autopsie, les reins furent trouvés complètement sclérosés ; l'un pesait 95 gr., l'autre 105 ; et les pyramides avaient entièrement disparu.

*
* *

Nous publions ici quelques-unes des observations recueillies dans le service de M. le Dr H. Mollière et qui pourront permettre de se rendre compte des différents effets de la méthode ; nous les livrons, pour la plupart, telles qu'elles nous ont été communiquées par le médecin de l'Hôtel-Dieu.

OBSERVATION I

(Communiquée par M. le Dr Mollière)

Néphrite aiguë a frigore. — Guérison.

M... Frédéric, 20 ans, teinturier, entré le 24 février 1893, salle Saint-Jean, lit n° 35, à l'Hôtel-Dieu de Lyon.

Pas d'antécédents héréditaires.

Personnellement, a eu autrefois des douleurs articulaires qui l'obligeaient à garder le lit. Il y a dix jours, après avoir eu les pieds mouillés, il s'est mis à tousser ; il ressentit un point de côté dans le flanc droit. Deux jours après, très altéré, il boit deux litres de bière dans un café où il faisait très chaud ; puis rentré chez lui, se met à tousser par quintes, a quelques hémoptysies, se sent agité de frissons de fièvre. Deux jours plus tard, l'œdème apparaît aux malléoles, puis envahit petit à petit les membres inférieurs.

État actuel. — L'*œdème* remonte jusqu'à l'ombilic. Pas d'ascite, pas de bouffissure de la face. *Oppression ;* les *urines* ont diminué beaucoup pendant les premiers jours; aujourd'hui, le malade a émis un litre. Il y a un anneau d'*albumine* épais et cailleboté.

Râles d'œdème aux bases pulmonaires.

Le cœur bat en dedans du mamelon dans le sixième espace intercostal, deuxième bruit un peu retentissant.

Pouls = 80, plein, presque dur.

Ni trouble de la vue, ni trouble de l'ouïe. Pas de troubles digestifs.

Céphalée assez persistante ; tendance aux vertiges.

Le malade est soumis au traitement par les frictions à la pilocarpine suivies d'enveloppements ouatés.

Le *1er mars*, les œdèmes ont disparu ainsi que la céphalée et les vertiges. L'état général est excellent.

Voici quelles sont les quantités d'*albumine* trouvées dans les urines :

3 mars : 1/2 gr. ; — *5 mars :* 1,2 gr. ; — *7 mars :* traces d'albumine ; — *9 mars :* traces d'albumine ; — *12 mars : plus d'albumine*, on n'en a plus retrouvé depuis

Les urines ont augmenté considérablement, sitôt que le traitement est commencé. Voici la quantité émise en vingt-quatre heures :

Avant le traitement. — Du 23 au 24 : 500 grammes à peu près ; — du 24 au 25 ; 400 grammes ; — du 25 au 26 : 400 grammes.

Après le traitement. — Du 26 au 27 : 1 litre 550 ; — du 27 au 28 : 4 litres 150 ; — du 28 février au 1er mars : 4 litres 500 ; — du 1er au 2 mars : 5 litres 700 ; — du 2 au 3 : 3 litres 600 ; et pendant toute la durée du traitement, la quantité d'urines émises oscille entre 2 et 3 litres.

Le *10 mars*, le malade ayant eu une syncope, le traitement est suspendu ; tous les symptômes ont d'ailleurs disparu.

Le *16 mars*, un léger retour des accidents amène la *reprise du traitement*. Mais tous les symptômes disparaissent bien vite. Les urines émises le sont en aussi grande quantité que la première fois.

Le *1er avril*, le malade est mis au régime des viandes blanches.

Le *5 avril*, le traitement est définitivement abandonné.

Le malade sort absolument *guéri* à la fin du mois de mai.

Revu à différentes reprises, et la dernière fois le 23 juillet 1896, le malade n'a jamais eu le moindre accident. Ses urines ne contiennent plus d'albumine.

OBSERVATION II

(Communiquée par M. le Dr H. Mollière)

Néphrite chronique. — Guérison.

L..., Barthélemy, âgé de 63 ans, comptable, entré le 23 avril 1894, salle Saint-Jean, lit n° 7, à l'Hôtel-Dieu de Lyon.

Excellente santé antérieure. Ni alcoolisme, ni syphilis. Misère physiologique dans ces derniers temps.

Il y a quatre jours, couchant à l'asile de nuit, il fut réveillé par les frissons et un accès d'oppression. (Rien ne faisait supposer le début de la maladie les jours précédents.)

Le lendemain, il erra toute la journée, eut froid, et le soir coucha de nouveau à l'asile de nuit ; il eut de nouveaux frissons, un nouvel accès d'oppression. Il s'aperçut alors que ses jambes étaient enflées, et peu de temps après, à l'œdème s'ajoutait l'anasarque.

État actuel. — Le malade se plaint d'une *céphalée* très vive et persistante ; d'une faiblesse extrême et d'une *oppression continuelle.*

On constate un *œdème* généralisé jusqu'aux membres supérieurs. Les *urines* sont *rares*, troubles, rougeâtres et fortement *albumineuses*, 50 cent. par litres. A l'auscultation pulmonaire, on perçoit des râles sous-crépitants, fins ; — pas de matité.

Les bruits du cœur sont sourds, le rythme régulier. Pouls régulier et plein.

Les frictions à la pilocarpine sont commencées le 8 mai. — Pas de régime lacté.

Avant le traitement, la moyenne des quantités d'urine émise en vingt-quatre heures était de 5 à 600 grammes.

Après le commencement du traitement, la quantité d'urine monte à 1.000, 1.500 et 2.000 grammes. Le 21 mai, le malade émet 3 litres en vingt-quatre heures.

L'œdème diminue progressivement et disparaît en quelques jours ; *l'albumine* disparaît également. Plus de dyspnée, ni de céphalée ; état général bien amélioré. *Le 27 juin,* l'état du malade étant excellent, le traitement est abandonné.

A la fin août, quelques accidents semblables aux premiers étant survenus, le traitement à la pilocarpine est repris *jusqu'au 14 septembre.*

Cette fois-ci encore tous les symptômes disparaissent rapidement et la quantité des urines émises en vingt-quatre heures oscille entre 2.500 et 3.400 pendant toute la durée du traitement. Il n'y a plus que des traces d'albumine. *Les mêmes effets* sont observés une troisième fois du 12 octobre au 31 novembre. Le malade sort guéri quelques jours après.

Revu à différentes reprises et tout dernièrement. La guérison s'est maintenue.

Nous publions la courbe de la quantité des urines émises en vingt-quatre heures pendant presque toute la durée du traitement (Courbe n° 1).

OBSERVATION III

(Communiquée par M. le docteur H. Mollière. — Recueillie dans le service de M. le docteur Drivon par M. Nique, externe du service)

Néphrite aiguë a frigore. — Guérison.

B... Marie, 26 ans, domestique, entrée le 6 novembre 1894, salle des Premières-Femmes, lit n° 10, à l'Hôtel-Dieu de Lyon. Rien à noter dans les antécédents héréditaires.

Dans les antécedents personnels on ne relève que la variole à l'âge de 3 ou 4 ans. Depuis cette époque pas d'affections ayant nécessité le séjour au lit.

Le début de la maladie actuelle remonte au 1ᵉʳ novembre de cette année. La veille, la malade était allée à pied fort loin et, encore en sueur de sa longue marche, elle était revenue en tramway ouvert ; elle se sentit prise d'un grand frisson qui se prolongea pendant près d'une heure. En même temps elle commença à éprouver de très vives *douleurs dans la région lombaire* de chaque côté. Elle continua cependant à vaquer à ses occupations habituelles, et ce n'est que le lendemain que, se sentant plus malade, elle se décide à entrer dans le service.

Depuis le début, l'appétit a complètement disparu ; la nuit, l'insomnie est habituelle.

État actuel. — La malade présente un facies légèrement *bouffi ;* les paupières, le matin, sont [un peu tuméfiées ; pas d'œdème des jambes. La température est de 40°5. La malade se plaint de *douleurs* nettement localisées *dans la région rénale*, bien moins vives cependant qu'au début. Elle a aussi quelques *vertiges* et de la *céphalée*.

Objectivement, l'examen de l'abdomen, du poumon et du cœur ne révèle rien d'anormal.

Les *urines* ont *diminué* notablement de quantité (moins d'un litre en vingt-quatre heures) ; elles sont troubles et laissent au fond du verre un dépôt abondant de sédiment. Elles renferment *une grande quantité d'albumine* (près de 10 gr. par litre). La réaction de gaïac révèle la présence d'une notable quantité de *sang*.

7 novembre. — *Traitement :* Régime lacté absolu ; six ventouses scarifiées dans la région rénale.

Dès le lendemain grande atténuation dans les phénomènes douloureux.

Emile Julia.   4

10 novembre. — Albumine : 7 gr. Pas de sang.

Quantité des urines émises : 1.000 gr.

Onctions avec pommade à la pilocarpine et enveloppement ouaté.

11 novembre. — Albumine : 4 gr.

13 novembre. — Les urines n'ont pas beaucoup augmenté de quantité mais la malade a transpiré abondamment.

Albumine : 1 gr.

14 novembre. — Jusqu'à présent il a été fait quatre frictions à la pilocarpine, une chaque jour.

Quantité d'urine émise : *1 litre 500.*

Albumine : 0,20. — Transpiration abondante.

15 novembre. — *Tous les phénomènes ont disparu ;* on suspend le traitement. — (Il n'y a plus que des *traces d'albumine* dans l'urine.)

18 novembre. — *Plus d'albumine.*

10 décembre. — La malade sort complètement guérie.

Nous publions *la courbe de la quantité de l'albumine* contenue dans les urines, en même temps que celle *des quantités d'urines émises en vingt-quatre heures.* (Courbe n° 2).

OBSERVATION IV (personnelle)

Recueillie dans le service de M. H. Mollière

Néphrite interstitielle d'origine alcoolique

E..., Dominique, âgé de 39 ans, cocher, entré le 18 août 1895, salle Saint-Jean, lit n° 14, à l'Hôtel-Dieu de Lyon.

Pas d'antécédents héréditaires. — Personnellement, dans l'enfance une rougeole à 6 ans ; pustule maligne de la lèvre supérieure à 23 ans ; bonne santé générale. Nombreux excès alcooliques.

Il y a quatre ans sciatique de la jambe gauche.

Premier séjour dans le service

Le début de l'affection actuelle remonte à neuf mois environ. Déjà à cette époque le malade était sujet à la pituite le matin et digérait difficilement. Apparut alors une *céphalalgie* intense qui commençait le matin au réveil et durait toute la matinée ; puis le malade ressentit des *secousses électriques* au moment où il s'endormait ; il eut aussi des *crampes* très douloureuses dans les membres inférieurs, des *fourmillements* et une *sensation de froid* généralisée. De cette époque datent les *accès de vertiges* coïncidant avec la céphalalgie, les *bourdonnements d'oreilles, des troubles de la vision;* il faut noter de la *polyurie* et de la *pollakyurie*, symptômes dont l'apparition eut lieu vers la même époque.

Jamais d'œdème aux jambes ; mais œdème des paupières.

Etat actuel : Le malade accuse les mêmes symptômes : presque *tous les petits signes.* Il présente aussi de la *dyspnée* et de l'*œdème des paupières.* Rien de particulier au cœur, ni aux poumons. Pouls plein ; artères athéromateuses.

Il faut signaler en outre, du côté de l'appareil digestif, des digestions lentes et une sensation de pesanteur à l'épigastre ; pituite le matin ; pas de pyrosis. Le foie n'est pas hypertrophié.

Urines colorées, peu abondantes, sans albumine : légère pollakyurie ; la quantité émise du 18 août au 29 oscille entre 0,700 grammes et 1 litre.

Le 30 août, *le malade est soumis au traitement par les frictions à la pilocarpine.*

Le lendemain, on note 2 litres 500 d'urine. Les jours suivants, le malade émet entre 1 et 2 litres d'urine. Dès le *3 septembre,* tous les phénomènes ont disparu.

Le 8 septembre, le malade sort guéri.

Deuxième séjour dans le service

Entré le 26 juin 1896, salle Saint-Jean, n° 14.

Depuis sa sortie de l'hôpital en septembre 1895, l'état du malade était excellent, lorsque, il y a un mois environ, il se sentit extrêmement fatigué.

Il fut pris d'une *céphalée* intense, de *vertiges* très fréquents et d'une *dyspnée* assez vive. En même temps ou bientôt après, il ressentit des *fourmillements* dans les doigts, des *crampes dans les mollets ; sensation de doigt mort ; ergesthésie ; douleurs lombaires.*

Pas d'œdème aux jambes. Pollakyurie au début ; puis, mictions très rares et quantité d'urine très petite.

État actuel. — Pas d'œdème aux malléoles, mais *œdème aux paupières ; oppression, céphalée, vertiges, crampes,* urines assez claires sans albumine : entre 1 et 2 litres.

Le cœur est un peu hypertrophié : tendance au galop.

Quelques râles de congestion aux bases pulmonaires. Les artères sont athéromateuses ; tension forte.

Le 30 juin, le traitement aux frictions à la pilocarpine est commencé. En même temps, on prescrit deux litres de lait.

La quantité des urines monte à 4 litres.

4 juillet. — Tous les symptômes disparaissent. Plus d'œdème aux paupières ; plus de vertiges ; plus de céphalée ; plus de crampes dans les jambes ; état général excellent.

5 juillet. — Le traitement est supprimé. Le malade mange des viandes blanches.

30 juillet. — Aucun des symptômes n'a réapparu. Le malade sort en très bon état avec l'apparence de la guérison.

OBSERVATION V

Communiquée par M. le docteur H. Mollière.

Néphrite subaiguë. — Guérison.

M..., Pierre, âgé de 48 ans, cultivateur, entré le 18 octobre 1894, salle Saint-Jean, lit n° 8, à l'Hôtel-Dieu de Lyon.

Père mort d'affection cardiaque à 92 ans ; mère morte d'affection inconnue ; trois frères morts au service militaire d'affections diverses peu précises. Pas d'antécédents personnels ; le malade boit régulièrement deux litres de vin par jour.

Les premiers symptômes de l'affection actuelle remontent à trois mois, consistant en *douleurs* assez violentes *de la région lombaire.* On ne trouve dans ce laps de temps, en fait de petits signes du brightisme, que le phénomène *du doigt mort* ressenti plusieurs fois. Il y avait de plus *polyurie* et *pollakyurie* assez nettes.

Il y a douze jours environ, le malade, qui n'avait prêté qu'une médiocre attention à tout cela, jusque-là, s'aperçut qu'il avait de l'*œdème* aux jambes, d'abord limité aux

malléoles, et qui s'étendit bientôt à tout le membre inférieur. En même temps, l'urine se mit à diminuer de quantité.

État actuel. — *Œdème* occupant le membre inférieur,
les organes génitaux et la partie inférieure de la paroi abdominale. Le scrotum est énorme ; le gland complètement
déformé. Rien à la face. — *Urines très rares :* deux
verres par jour d'un liquide extrêmement trouble. — *Albumine : 8 gr.* — Le malade a de plus des *douleurs lombaires*
très accusées ; il se plaint d'une *céphalée* assez intense ;
il a de l'*oppression* et une tendance aux vertiges.

Rien à noter de particulier au cœur.

Pouls régulier plutôt dur ; assez forte tension.

Aux poumons, un peu de congestion des bases.

18 octobre. — *Le malade est soumis au traitement par
les frictions à la pilocarpine* avec diète lactée.

20 octobre. — Les urines ont un peu augmenté de volume.

25 octobre. — La *diurèse* est maintenant établie : il y a
plus de deux litres d'urine en vingt-quatre heures.

Légère transpiration concomitante.

L'albumine diminue un peu.

Les œdèmes ont diminué très considérablement.

L'état général du malade est excellent.

6 novembre. — Tous les symptômes ont disparu.

Plus d'oppression, ni de céphalée, ni de douleurs rénales.
Albumine : 2 gr.

20 novembre. — Le malade allant très bien depuis plusieurs jours, le traitement est supprimé. Il est mis au régime
maigre.

Vers le *milieu de janvier,* le malade quitte le service
absolument guéri. L'albumine avait disparu complètement.

Nous publions *la courbe des quantités d'urines émises
pendant tout le séjour dans le service.* (Courbe N° 4.)

OBSERVATION VI

Communiquée par M. le Dʳ H. Mollière

Néphrite subaiguë. — Guérison

G..., âgé de 48 ans, manœuvre, entré le 28 septembre 1892 à la salle Saint-Jean, lit n° 25, à l'Hôtel-Dieu de Lyon. Père mort d'affection indéterminée, un frère bien portant ; sept autres frères ou sœurs morts en bas âge d'affection inconnue. Bonne santé antérieure ; il y a trois ans opération d'une tumeur du testicule ou des bourses ; n'est resté alors que onze jours à l'hôpital.

Pas d'alcoolisme, ni d'impaludisme, ni de syphilis ; pas de signes de néphrite interstitielle antérieure. Il y a trois mois a pris la dysenterie (après ingestion d'une grande quantité d'eau) et est resté deux mois malade.

Il y a trois semaines, sans qu'il ait pris froid, les jambes ont commencé à enfler, puis l'œdème a gagné peu à peu les cuisses, et, depuis trois jours seulement, le scrotum et la verge sont œdématiés.

Etat actuel. — On observe un *œdème* dur, se laissant déprimer en godet, sur toute la longueur des membres inférieurs ; le scrotum et la verge sont envahis ; il n'y a pas d'enflure aux paupières, ni ailleurs.

Pas de dyspnée. Pas d'ascite. *Céphalée. Vertiges.* Rien de particulier au cœur ; du côté du poumon, congestion aux bases. *Douleurs lombaires.*

Les *urines* sont *très rares* et contiennent quatre grammes d'*albumine.*

Le 28 septembre. — 900 grammes d'urines en 24 heures, très colorées, contiennent un gros anneau d'albumine.

1ᵉʳ *octobre.* — *Le traitement par les frictions de vaseline à la pilocarpine, avec enveloppement ouaté, est commencé.* Lait : deux litres.

2 octobre. — *Le malade a émis trois litres d'urines.*

3 octobre. — Le malade a émis quatre litres d'urines. L'état général est excellent. Ni bourdonnements d'oreilles, ni troubles de la vue, ni vertiges... annonçant l'urémie. *Plus de céphalée.*

8 octobre. — *L'œdème du scrotum a disparu.* L'œdème des membres inférieurs n'est plus limité qu'aux malléoles. La quantité des urines émises en vingt-quatre heures se maintient entre trois et quatre litres. A peine **un** demi-gramme d'albumine.

15 octobre. — Même quantité d'urines. — *Plus d'œdème.* — Etat général excellent.

1ᵉʳ *décembre.* — Le malade émet constamment entre 2 lit. 500 et 3 litres d'urines par jour. Il y a toujours un léger anneau d'albumine.

Il sort de l'hôpital à la fin de janvier complètement guéri. (A peine un demi-gramme d'albumine.)

Nous publions la courbe caractéristique de la quantité des urines émises en vingt-quatre heures. (Courbe n° 5).

OBSERVATION VII

Communiquée par M. le Dʳ H. Mollière

Néphrite aiguë. — *Guérison.*

D..., âgé de 42 ans, entré le 30 août 1893, salle Saint-Jean, n° 5, à l'Hôtel-Dieu de Lyon.

Antécédents héréditaires et personnels nuls.

Le début de la maladie actuelle remonte à huit jours ; à la suite d'un refroidissement, le malade fut pris de *céphalalgie* très violente, *d'épistaxis* et de troubles digestifs : inappétence, nausées et vomissements ; il eut en même temps des troubles du côté des organes des sens, *bourdonnements d'oreilles, faiblesse visuelle. Les paupières du malade étaient un peu gonflées* le matin.

État actuel. — Le malade se plaint d'une *céphalée persistante*, et de *bourdonnements d'oreilles* [insupportables.

Les troubles digestifs se sont amendés.

Ce qu'il faut noter surtout, c'est la *petite quantité des urines* émises, urines qui contiennent un gros disque *d'albumine.*

Il n'y a pas d'œdème aux membres inférieurs, mais un peu *d'œdème aux paupières. Oppression* assez vive.

Rien au cœur, ni aux poumons.

31 août. — On fait au malade des frictions à la pilocarpine suivies d'enveloppements ouatés; le malade ne peut supporter le lait.

Dès le lendemain les urines sont plus abondantes, en même temps qu'il se développe une sueur constante et très vive. Quelques jours après (9 septembre) le malade émet en vingt-quatre heures *deux litres et demi* d'urine, contenant très peu d'albumine. Et à la date du *15 septembre*, *l'albumine a disparu*, et la quantité d'urine s'est maintenue à peu près au même chiffre.

L'état général du malade est excellent ; tous les symptômes ont rétrocédé.

Le traitement est abandonné à la *fin septembre.*

Le malade sort guéri le *11 octobre.*

Revu plusieurs années après. il est absolument guéri.

OBSERVATION VIII (personnelle)

Recueillie dans le service de M. le docteur Mollière

Mal de Bright

G... Henri, âgé de 47 ans, d'abord lithographe puis peintre en bâtiments, entré le 18 mai 1896 salle Saint-Jean, n° 33, à l'Hôtel-Dieu de Lyon.

Père mort de fièvre typhoïde ; mère âgée de 74 ans bien portante ; pas d'antécédents collatéraux.

En 1880, assez brusquement il est pris d'un *œdème malléolaire* qui s'étend rapidement, en même temps qu'il était *essoufflé* ; huit jours après, il présente un *anasarque généralisé*, ayant envahi les membres supérieurs et la face. Soigné à l'hôpital de Dijon, on y constate de l'*albumine* dans ses urines ; traité par le lait, le tannin et le quinquina, il sort en apparence guéri au bout de trois mois.

Vers 1892, cet homme change de métier et se fait peintre en bâtiments : il n'a jamais eu depuis d'accidents de saturnisme.

Ni paludisme, ni syphilis. — Depuis longtemps il boit d'ordinaire dans sa journée un litre et demi de vin, un petit verre de rhum, et quelquefois des absinthes.

En 1895 le malade éprouvait souvent des vertiges ; une fois entre autres, il est tombé d'une échelle sur laquelle il était, et fut porté, à la suite de cette chute, à l'hôpital de Dijon : les blessures faites étaient insignifiantes ; mais il fut soigné pour *crises épileptiformes*. Le malade prétend qu'il n'a jamais eu autre chose que des éblouissements, des étourdissements, des vertiges. Ils disparurent d'ailleurs bientôt.

Il y a 15 jours, à la suite d'un refroidissement humide, le malade eut un assez gros rhume avec enrouement de la voix, sans fièvre ni point de côté. Six ou huit jours après, apparut *l'œdème autour des malléoles* qui remonta bientôt et envahit l'abdomen ; en même temps, il eut de la *dyspnée*, avec douleurs fugaces de la paroi thoracique. Il eut aussi quelques *vertiges*.

Etat actuel. — *L'œdème* est limité à la jambe et aux malléoles, il est mou et le doigt y laisse une dépression profonde. Pas d'œdème aux paupières.

Pollakyurie et *polyurie légère ; urines* claires, *1.800 gr. en vingt-quatre heures.*

On trouve quelques-uns des petits signes du mal de Brigth. Quelques *fourmillements dans les membres, sensation de froid, diminution de la vue, éblouissements, mouches volantes,* quelques *bourdonnements d'oreilles.*

Le malade se plaint d'une *oppression* marquée ; il tousse et crache un peu. — Râles ronflants et sibilants généralisés des deux côtés, avec prédominance à droite ; submatité aux deux bases, plus marquée à droite, avec diminution de vibrations de ce côté ; l'auscultation révèle, au milieu des râles de bronchite plus rares, quelques râles sous-crépitants presque uniquement inspiratoires ; le murmure vésiculaire y est affaibli : ni souffles ni œgophonie, un peu de retentissement de la voix.

Le cœur paraît gros ; l'impulsion cardiaque n'est pas très forte ; le premier bruit est un peu prolongé ; il y a tendance au bruit de galop. Les bruits sont sourds.

Le pouls est plein, large, avec un plateau ; la tension n'est pas trop considérable. Pouls capillaire très net. Les radiales sont un peu grosses, sinueuses, mais non dures ; les temporales ne sont pas sinueuses.

Le foie est un peu hypertrophié ; non douloureux à la pression.

Rien du côté du tube digestif. Etat général assez bon.

On trouve 0 gr. 50 d'*albumine* par litre dans les urines.

20 mai. — On donne au malade 1 litre de lait.

Le traitement par les frictions de vaseline à la pilocarpine est commencé.

Le lendemain, *la quantité des urines* émises en vingt-quatre heures monte à 3 lit. 300. Elle se maintient, pendant toute la durée du traitement, dans une moyenne de 3 lit. 500 et monte quelquefois à 4 litres.

L'*albumine* diminue progressivement ; on n'en trouve plus que des traces à la fin du mois de juin. Tous les symptômes pulmonaires ont rétrocédé.

L'*œdème* a disparu complètement dès les premiers jours du traitement.

Enfin, les petits signes n'existent bientôt plus, et notamment les éblouissements.

Dans les premiers jours de *juillet*, le malade étant dans un état excellent, *le traitement est abandonné.*

22 juillet. — Le malade sort de l'hôpital avec toutes les apparences de la guérison. (Les urines contiennent un léger disque d'albumine).

La courbe de la quantité des urines que nous publions est absolument caractéristique (courbe n° 6).

OBSERVATION IX

Communiquée par M. le Dr H. Mollière.

Néphrite interstitielle. — grande amélioration

D..., Claude, âgé de 52 ans, garçon de Faculté, entré le 19 juillet 1891, salle Saint-Jean, lit n° 20, à l'Hôtel-Dieu de Lyon.

Père mort d'affection inconnue ; mère morte cardiaque.

A 19 ans, rhumatisme articulaire aigu ; pas de fièvres éruptives. Habitudes d'alcoolisme (vers l'âge de 22 ans, pneumonie).

En 1886, le malade s'aperçut qu'après certains efforts, il était sujet à de la dyspnée sans palpitations, et pendant les hivers, il était facilement atteint de bronchites ; depuis cette époque, il eut à plusieurs reprises de la polyurie, de la pollakyurie, mais pas d'œdème aux jambes. Aucun des petits signes du brightisme.

La maladie actuelle débute en avril : *dyspnée* violente à la suite d'une bronchite ; à l'hôpital où il entre à cette époque, on constate un anneau léger d'*albumine*. Les symptômes s'amendèrent et il sortit de l'hôpital.

Mais il vit apparaître peu de temps après de l'*œdème* des membres inférieurs, et la dyspnée ayant réapparu, il entre une seconde fois à l'hôpital.

Actuellement, œdème aux membres inférieurs, à la paroi abdominale et aux organes génitaux. Pas d'ascite. *polyurie, pollakyurie.*

Disque épais d'albumine. Dyspnée assez forte. Malaise général. Cœur régulier ; pas de galop. Artères athéromateuses. Du côté des poumons, un peu de congestion aux bases.

Le malade est mis au régime lacté.

15 août. — L'anasarque n'a pas diminué ; l'albumine, bien que diminuée, est encore très nette dans les urines ; la quantité d'urine émise est un peu augmentée. L'état général est meilleur, bien que la *dyspnée* et la *céphalée* persistent.

20 août. — On commence le traitement par les frictions de pilocarpine suivies d'enveloppement ouaté.

30 août. — Disparition rapide des œdèmes ; presque plus de *dyspnée.* Plus de *céphalée. La sudation a été exces-*

sive ; aussi la quantité des urines, augmentée dans les premiers jours du traitement, est-elle descendue à 1 litre en vingt-quatre heures.

10 septembre. — La quantité des urines émises en vingt-quatre heures remonte depuis plusieurs jours *à 2 litres 500.* — *La transpiration est toujours extrême.* Traces d'albumine dans l'urine.

L'état général est très bon. Plus de dyspnée.

17 septembre. — *Le traitement est suspendu,* à cause d'une éruption provoquée par la pilocarpine. *Il est repris le 1er octobre,* tous les accidents ayant disparu. — Léger disque d'albumine dans les urines.

15 octobre. — *Le traitement est suivi sans interruption ;* le malade est au régime maigre.

Les sudations sont toujours abondantes, les urines vont jusqu'à 3 litres 500 *fin octobre,* sans avoir jamais été plus bas que 1.800 à 1.900 grammes. Vers *le 1er novembre, on ne trouve plus d'albumine* après en avoir constaté des traces pendant le mois d'octobre.

Le malade ne présente plus aucun des symptômes du début ; état général très bon.

Le traitement est cessé vers la fin octobre.

Le malade sort guéri à la fin du mois de novembre.

Nous publions la courbe des urines émises en vingt-quatre heures pendant toute la durée du traitement (courbe n° 7).

OBSERVATION X

Communiquée par M. le Dr Mollière

Mal de Bright

J..., Louis, âgé de 45 ans, concierge, entré le 16 février 1892, salle Saint-Jean, lit n° 2, à l'Hôtel-Dieu de Lyon.

Antécédents héréditaires nuls. — Pas de maladies de jeunesse ; excès de boissons de 20 à 35 ans, époque où il s'est marié. Il a eu quatre enfants dont trois sont très bien portants ; l'autre est mort de bronchite à 10 mois.

Pendant ces dernières années, le malade a eu des ulcères variqueux à la jambe gauche qui se reproduisirent plusieurs fois.

Il y a deux ans, le malade a éprouvé tout à coup des *maux de tête* d'une violence extrème, des *bourdonnements d'oreilles nombreux ;* il n'avait ni œdèmes, ni dyspnée, ni crampes dans les jambes, ni aucun des petits signes du brightisme. Entré à l'hôpital, on le met au régime lacté. On y avait constaté de l'*oligurie* et des urines un peu *albumineuses.* On le traite alors par les *frictions de pilocarpine* suivies d'enveloppements ouatés. Au bout de 21 jours, le malade sortait avec toutes les apparences de la guérison et avec un état général excellent. Mais le malade fit de nouveaux excès de boissons, et il y eut une nouvelle apparition des symptômes du début, accompagnés *de crampes douloureuses dans les mollets.*

Etat actuel. — *Céphalée* intense ; *insomnie ; Dyspnée* assez marquée ; *bourdonnements d'oreilles ; mouches volantes ; crampes dans les mollets.* Parfois le malade sent brusquement un de ses membres s'engourdir. Pas d'œdèmes aux membres inférieurs. Pas d'autres symptômes. Rien à noter ni au cœur, ni aux poumons. Il y a un assez gros anneau d'*albumine* dans les urines ; *urines rares,* un peu hématiques.

17 février. — *On traite le malade par les frictions à la pilocarpine* et les enveloppements ouatés.

Au bout de quatre ou cinq jours, la céphalée avait disparu ; le malade dormait la nuit ; les bourdonnements d'oreilles et les crampes dans les mollets n'existaient plus.

La quantité des urines émises en vingt-quatre heures, de
1 litre avant le traitement, atteint les quantités suivantes :

1er jour de traitement	. . . . . .	2	litres	700
2e »	»	. . . . . .	2	»	500
3e »	»	. . . . . .	2	»	700
4e »	»	. . . . . .	2	»	»
5e »	»	. . . . . .	2	»	700
6e »	»	. . . . . .	2	»	800
7e »	»	. . . . . .	2	»	»

1er mars. — Le malade allant bien le traitement est arrêté.
Aucun des symptômes ne se reproduit. Il sort guéri le
18 mars. A ce moment les urines, de quantité normale,
contenaient à peine des traces d'albumine.

Le malade, revu depuis, n'a représenté aucun des symptômes de la maladie pour laquelle il avait été soigné dans le
service.

OBSERVATION XI

Communiquée par **M. H. Mollière**,
recueillie par **M. Coche**, interne du service

*Néphrite interstitielle. — Phénomènes urémiques.
Guérison*

A... Antoine, âgé de 53 ans, entré le 23 décembre 1891,
salle Saint-Jean, lit n° 22, à l'Hôtel-Dieu de Lyon.

Pas d'antécédents héréditaires. — Lui-même, excellente
santé jusqu'à son départ à Madagascar où il fut envoyé
comme soldat et où il contracta le paludisme et la fièvre
jaune ; il y a vingt-cinq ans de cela, et depuis, le malade

profond qu'il était toujours oppressé et sujet aux palpitations de cœur à la moindre fatigue. Durant cette période de vingt-cinq ans, il aurait même eu fréquemment, le soir, des œdèmes péri-malléolaires.

Il y a six ans, il a eu une « fièvre cérébrale ».

Depuis cette époque, le malade est sujet à des céphalées violentes surtout le matin et le soir ; la nuit, l'insomnie est presque constante. La vue a baissé ces derniers temps. Les jambes sont fréquemment le siège de crampes et d'élancements, les doigts de la main sont quelquefois engourdis.

Au mois d'avril 1890, l'oppression était telle que le malade entra à l'hôpital où il eut des accès de délire qui firent pratiquer une saignée : il fut très soulagé. *Il fut soumis au traitement par les frictions de pilocarpine* et au bout de 55 jours il sortit de l'hôpital avec toutes les apparences de la guérison. Mais quinze jours après tous les symptômes réapparurent ; soigné à l'hôpital une seconde fois, dans un autre service, il fut traité par la digitale et le lait et trois mois après il fut renvoyé à Longchêne, très notablement amélioré.

Au mois de décembre 1891, le malade vit se manifester de nouveau presque tous les symptômes du début de sa maladie, lorsqu'il perdit brusquement connaissance et tomba de sa chaise sur le parquet ; il resta une demi-heure sans connaissance, et lorsqu'il revint à lui, il avait les jambes engourdies sans paralysie. Il entra à l'hôpital tout de suite après ces accidents.

Etat actuel. — Le malade est très affaibli ; il se plaint d'une *céphalée* intense et d'une *insomnie* qui dure depuis dix jours ; les *urines* sont *rares ;* il a une *dyspnée* assez vive ; pas d'œdèmes ; *vertiges.*

Le cœur est normal et ne présente aucun trouble d'auscultation, si ce n'est une arythmie presque constante. Pouls irrégulier et dur.

Un peu de *congestion* aux bases, à l'auscultation pulmonaire.

Pas d'albumine dans les urines.

23 décembre. — Le malade est soumis au traitement par la pilocarpine. On le met aussi au régime lacté.

Dans le courant de janvier, il est très amélioré. *Les urines* augmentent rapidement de quantité.

La *dyspnée*, la *céphalée* et les *vertiges* disparaissent.

L'état général est excellent, quand le malade quitte le service au mois de mars.

Revu depuis, cet homme a été trouvé en parfait état de santé.

OBSERVATION XII

Communiquée par le docteur Mollière.

Néphrite chronique.

P... Jean, âgé de 45 ans, cocher, entre le 23 avril 1891, salle Saint-Jean, n° 1, à l'Hôtel-Dieu de Lyon. (Évacué de la salle Sainte-Marguerite où il était entré le 3 avril.)

I

Observation du service de M. le professeur agrégé Bouveret.

Ni antécédents héréditaires ni personnels. Pas de syphilis. Quelques excès de boisson.

Il y a huit ans, le malade a eu un œdème assez marqué des membres inférieurs et remontant jusqu'à l'abdomen, accompagné de symptômes gastro-intestinaux (coliques et vomissements) et d'une violente oppression, en même temps que de céphalée et de vertiges. Soigné à l'Hôpital de la Croix-Rousse, il sortit guéri au bout de 36 jours. Depuis, il s'est toujours bien porté. Ni essoufflements, ni palpitations de cœur, ni œdèmes pendant ces huit dernières années.

L'affection actuelle a commencé le 27 mars dernier par une violente céphalalgie ; le lendemain, au réveil, le malade a constaté que ses jambes étaient enflées, ainsi que ses paupières ; il a eu quelques vertiges et quelques bourdonnements d'oreilles ; en même temps, il était pris d'oppression, et ces crises de dyspnée ont plutôt augmenté depuis.

Etat actuel. — L'*œdème* occupe tout le membre inférieur, les parois abdominales, le scrotum et la verge ; la paroi thoracique, jusqu'au mamelon, est également œdématiée.

Le malade a les *paupières un peu gonflées* au réveil.

Mais la bouffissure de la face, qu'il présentait il y a quelques jours, a disparu. Les *urines* sont assez abondantes, claires, rougeâtres ; elles renferment une grande quantité d'*albumine*. A l'auscultation des bases des poumons on trouve les signes nets de *congestion*. Le cœur ne présente rien de particulier ; il est plutôt augmenté ; il n'y a pas de bruit de galop. Rien à noter du côté des voies digestives. Pouls plein et assez fort. L'état général du malade est assez bon. La *céphalée* est persistante ; toujours assez de *dyspnée*.

Pas de petits signes du brightisme.

On donne au malade de la digitale (0 gr. 20 de poudre de feuilles) et on le met au régime lacté.

4 avril. — Quantité des urines émises en vingt-quatre heures : 1.050 gr.

5 avril. — 1.850 gr. — (Le malade boit plusieurs litres de lait.)

6 avril. — L'œdème a un peu diminué. La quantité des urines est de 2 litres.

7 avril. — Urines émises : 3 litres.

8 avril. — Urines émises : 2 litres. Hypertension artérielle très manifeste ; congestion pulmonaire persistante.

Douleurs lombaires. — On place six ventouses scarifiées dans la région lombaire. — État amélioré.

11 avril. — Urines émises : entre 3 et 4 litres ; le malade a toujours de *l'œdème*, bien que diminué, et une *céphalée* très intense. Les urines sont hématiques et contiennent 2 *gr.* *d'albumine*.

23 avril. — Le malade passe dans le service de M. le docteur H. Mollière.

II

Observation du service de M. le docteur Mollière

État actuel (*24 avril*). — L'œdème occupe tout le membre inférieur ; la *céphalée* n'a pas quitté le malade ; les urines sont émises en quantité oscillant entre 2 et 3 litres, à peu près, depuis quelques jours ; elle contiennent 2 *gr.* *d'albumine* ; crises de dyspnée.

Le malade est soumis au traitement par les frictions de pilocarpine suivies d'enveloppements ouatés.

26 avril. — Les urines sont moins rouges qu'à l'entrée, la quantité émise en vingt-quatre heures oscille entre 2 litres et 3 litres 500. Il y a *transpiration énorme*.

Albumine : 1 gr. 5. Le malade ne boit plus ici que 2 litres de lait.

1er mai. — L'œdème *a disparu* ; la *céphalée* est très atténuée. L'état général est excellent.

La quantité des urines oscille entre 2 litres et 3 litres 500. Mais en même temps, il y a des *sueurs abondantes*.

20 mai. — Tous les symptômes ont disparu. Même quantité d'urines. Traces d'albumine dans l'urine.

Etat général toujours très bon.

3 juin. — Le malade sort en excellent état. Les urines contiennent des traces d'albumine.

Revu en octobre 1894 et en août 1896, cet homme est complètement guéri et a joui d'une santé parfaite depuis sa sortie de l'hôpital.

— *Nous publions la courbe de la quantité des urines émises* pendant toute la durée du traitement, à cause de la *diminution de la polyurie co-exitant avec une diaphorèse énorme,* à la suite des frictions pilocarpinées ; on y voit quelques jours après la *polyurie* redevenir plus forte. (La quantité de lait prescrite était diminuée de moitié.) (Courbe n° 8).

OBSERVATION XIII

Communiquée par M. le docteur H. Mollière.

Néphrite ourlienne. — Guérison.

B..., François, âgé de 18 ans, domestique, salle Saint-Jean, lit n° 31, entré le 12 janvier 1894, à l'Hôtel-Dieu de Lyon.

Père mort d'affection cardiaque à 43 ans ; mère morte à 48 ans d'affection indéterminée. Deux frères et une sœur bien portants.

Pas d'antécédents personnels.

Il y a trois semaines, le malade s'aperçut d'une douleur dans le testicule droit ; ce testicule grossit rapidement au point d'empêcher la marche au bout de deux jours. A ce moment, la région parotidienne se tuméfia de chaque côté, surtout à droite ; le malade eut de la fièvre et une courbature générale. Tout ceci dura quelques jours, puis, une semaine après environ, ces symptômes cédèrent et comme son testicule était toujours douloureux, il entra à l'hôpital. Par le repos, le testicule désenfla, mais il resta douloureux longtemps. — En même temps, le malade présentait un peu d'*œdème malléolaire* ; les *urines devinrent rares* ; on y trouve de l'*albumine* en grande quantité ; tout cela accompagné de *douleurs dans la région lombaire* et de *céphalée* assez vive. Le malade eut même quelques *vertiges* et un peu d'*oppression.* Il passe alors dans le service de chirurgie de M. le docteur Humbert Mollière.

Tous ces symptômes y sont constatés.

Les autres appareils ne présentent rien de particulier.

23 janvier. — Le malade est soumis le 23 janvier *au traitement à la pilocarpine* (frictions suivies d'enveloppements ouatés) ; en même temps il est mis au régime lacté.

26 janvier. — *Les urines*, de 6 à 700 grammes, *montent* en trois jours *à 3 litres 500* et se maintiennent entre 3 lit. et 4 lit. 500, pendant toute la durée du traitement ; les *œdèmes* disparaissent, ainsi que la *céphalée* et les *vertiges.* L'état général est excellent.

L'*albumine*, en assez grande quantité au début, disparaît peu à peu : à partir du milieu de février il n'y en a plus que des traces, et à partir du 26 février il n'y en a plus du tout. A cette date, le malade mange des viandes blanches, et le 5 mars le régime ordinaire.

Le traitement est fini le 27 février.

Le malade sort guéri dans les premiers jours de mars. (Les manifestations testiculaires avaient disparu depuis plusieurs semaines).

Nous publions la courbe des urines très démonstrative au sujet de la diurèse consécutive aux frictions (Courbe N° 9)

OBSERVATION XIV

Communiquée par le Dr H. Mollière.

Néphrite aiguë. — Guérison

R..., Louis, âgé de 55 ans, concierge, entré le 12 décembre 1895, salle Saint-Jean, lit n° 8, de l'Hôtel-Dieu de Lyon.

Pas d'antécédents héréditaires. — Personnellement, n'accuse aucune maladie antérieure, si ce n'est une affection aiguë pour laquelle il aurait été traité à l'Hôtel-Dieu il y a quinze ans, caractérisée par de la dyspnée, de la faiblesse générale, et de l'albumine trouvée alors dans les urines, au dire du malade. Il sortit guéri assez rapidement. Il n'a jamais eu de troubles d'aucune sorte depuis cette époque.

L'affection actuelle a débuté il y a quinze jours. A la suite d'un refroidissement, le malade a senti des *douleurs* vagues *dans la région rénale;* une violente *céphalée* le prend alors ; il présente le matin de l'*œdème des paupières;* en même temps, il a des *crampes dans les jambes*, et des *fourmillements* dans les doigts. Il accuse enfin de la fièvre.

Etat actuel. — La dyspnée est assez forte ; les *urines sont rares;* les jambes ne sont pas œdématiées, mais les paupières le sont notablement le matin; tous les autres symptômes du début ont persisté. Les urines contiennent 1 gramme d'*albumine.*

Le cœur n'est pas hypertrophié ; pas de bruit de galop, ni de bruits anormaux d'aucune sorte.

L'auscultation du poumon révèle l'existence d'œdème aux bases. — Un peu d'emphysème.

Le 14 décembre, le malade est soumis aux frictions pilocarpinées. Il boit deux litres de lait.

20 décembre. — Les urines ont monté (de 800 grammes avant le traitement) à 2 litres en vingt-quatre heures.

On trouve 0,80 d'albumine.

La dyspnée est très diminuée ; la céphalée a disparu ; le malade accuse un état de bien-être général.

25 décembre. — Tous les symptômes ont presque disparu ; à peine un peu de dyspnée. — 0,50 d'albumine.

1er janvier. — Le malade allant bien, le régime des viandes blanches est commencé.

5 janvier. — Le traitement est supprimé. A peine quelques traces d'albumine ; tous les symptômes ont disparu ; état général excellent.

15 janvier. — Le malade sort guéri de l'hôpital. L'albumine a disparu complètement.

Nous publions la courbe des urines pendant toute la durée du séjour dans le service (Courbe n° 10).

Nous publions maintenant trois observations suivies d'autopsies. Nous avons déjà signalé dans le cours des chapitres précédents les remarques auxquelles elles pouvaient donner lieu ; disons simplement ici qu'elles nous intéressent surtout au point de vue de l'action diurétique des frictions pilocarpinées qu'on y trouve encore.

OBSERVATION XV

Communiquée par M. le docteur H. Mollière.

Mal de Bright. — Sarcome médullaire généralisé. — Mort

J... Pierre, âgé de 42 ans, restaurateur, entré le 19 octobre 1892, salle Saint-Jean, n° 3, à l'Hôtel-Dieu de Lyon.

Début de la maladie, il y a deux mois. Tousse tous les hivers. Antécédents certains d'alcoolisme. — L'enflure a commencé il y a un mois, et avait été précédée de douleurs dans les jambes et du côté des reins. Depuis quelques jours, urines boueuses.

Actuellement, œdème des membres inférieurs, du bas-ventre, des organes génitaux ; *dyspnée* intense ; urines rares et boueuses contenant 0 gr. 50 d'albumine. Bronchite généralisée. Rien au cœur.

Traité par la pilocarpine, le malade émet, au bout de deux jours, deux litres d'urine.

Mais la dyspnée est toujours croissante et l'état général mauvais.

Il meurt deux ou trois jours après dans le coma.

A l'autopsie, pratiquée le 28 octobre, on trouve un cœur brightique, de gros reins brightiques, mais en même temps, au niveau de la première côte droite, une tumeur sarcomateuse située à la face interne de l'os assez près du rachis ; le poumon est farci de noyaux secondaires; le foie présente une grosse tumeur sarcomateuse.

Note du professeur Lépine sur l'examen des urines pratiqué le 25 octobre :

Très abondantes granulations d'urate de soude. — Quelques cristaux d'acide urique. — Gros cylindres granuleux, mais très rares ; quelques cylindres pâles.

Urines rendues dans les vingt-quatre heures :

Avant le traitement	— Premier jour.....	500 gr.
—	—	— Deuxième jour...	500 gr.
Pendant le traitement	— Premier jour.....	1 lit. 100
—	—	— Deuxième jour ..	2 lit.
—	—	— Troisième jour...	1 lit. 500
—	—	— Quatrième jour..	1 lit. 100
—	—	— Cinquième jour..	800

OBSERVATION XVI

Communiquée par M. le docteur **H. Mollière**.

*Néphrite saturnine. — Broncho-pneumonie grippale. —
Mort.*

V... Michel, âgé de 39 ans, peintre, entré le 18 août 1894,
salle Saint-Jean, lit n° 18, à l'Hôtel-Dieu de Lyon.

Père mort de catarrhe et emphysème à 66 ans ; mère
morte à 71 ans d'une hémorrhagie cérébrale ; un frère vivant
et en bonne santé.

Assez bonne santé dans l'enfance ; à l'âge de 11 ans, à la
suite d'un refroidissement, affection pulmonaire qui dura
un mois. A l'âge de 18 ans, première attaque de coliques
saturnines ; huit ans après, il eut pendant quatre années
consécutives des coliques saturnines. Syphilis et alcoolisme.
Marié, deux enfants vivants et bien portants ; sa femme,
vivante actuellement et bien portante, a eu une fausse couche.

Au mois d'avril dernier, le malade ressent quelques *fourmillements* et de légères douleurs dans les avant-bras,

beaucoup plus accentuées à droite. Puis la parésie et la paralysie surviennent. A cette époque, le malade entre dans le service pour une *paralysie saturnine ;* on ne trouve alors chez lui aucun des petits signes du brightisme. On met le malade à l'iodure de potassium et aux bains sulfureux.

La maladie actuelle a débuté au commencement du mois d'août par des *douleurs lombaires,* de la *céphalée,* et quelques *vertiges.* Entré le 18 août dans le service, on ne constate alors qu'un peu d'œdème aux paupières le matin.

Le 6 septembre apparaît *un léger œdème aux malléoles.*

L'analyse des urines révèle alors *un disque épais d'albumine.* Le malade est mis au régime lacté.

L'œdème augmente et l'albumine persiste les jours suivants. Moyenne des urines émises : 800 gr.en vingt-quatre heures.

Le 22 septembre on commence le traitement par la pilocarpine. — Sueurs abondantes ; les urines montent malgré les sueurs et la quantité émise va jusqu'à 3.100 gr. le 29 octobre (le régime lacté est mitigé). Dosage de l'albumine : 2 gr. 80 pendant les quelques jours qui suivent.

L'œdème disparaît et le malade éprouve un grand bien-être. L'albumine seule persiste.

Le 19 décembre on cesse le traitement par la pilocarpine. L'état général était très bon.

Le malade contracte alors une broncho-pneumonie à forme grippale : le traitement à la pilocarpine n'a pu être repris. Et le malade sucombe avec une dyspnée intense et malgré une saignée pratiquée le 9 avril 1895.

*
* *

Autopsie pratiquée vingt-quatre heures après la mort. Thorax, pas d'épanchement; poumon gauche sain , à droite congestion au niveau des deux lobes inférieurs aux points où siégeait la broncho-pneumonie cause présumée de la mort. — Au sommet un point crétacé et un petit noyau caséeux au niveau d'une ancienne cicatrice. Cœur énorme ; pèse 800 gr. ; *cœur de Traube.* A la coupe, le tissu semble macéré ; les valvules sont saines ; mais l'aorte à la sortie du cœur et dans le thorax est recouverte sur sa partie interne de plaques laiteuses saillantes, dont quelques-unes sont très dures.

Reins petits. La capsule s'enlève facilement. Très granuleux. A la coupe mélange des deux substances.

Poids : rein droit : 135 gr. ; rein gauche : 85 gr.

Foie pèse 1.480 gr. ; a tous les caractères du foie muscade classique. Rate petite et dure à la coupe.

Résumé : Athérome artériel ; hyperthrophie du cœur gauche ; *Néphrite mixte (granular kydney des Anglais).* — Congestion chronique du poumon droit. (Le malade était saturnin.)

Nous publions la courbe des urines émises pendant le traitement (courbe n° 11).

OBSERVATION XVII

Communiquée par M. le D\ H. Mollière.

Néphrite interstitielle. — Hémorrhagies graves. — Mort.

C... Louis, 31 ans, cordonnier, entré le 30 août 1894 à la salle Saint-Jean, lit n° 34, à l'Hôtel-Dieu de Lyon.

Père mort à 42 ans d'une affection inconnue ; mère morte à 62 ans d'une affection inconnue.

Un frère mort d'alcoolisme (delirium tremens). Trois autres frères bien portants.

Personnellement, a eu la variole à 6 ans sans complications. Pas d'alcoolisme.

La maladie actuelle débute au mois de juin de cette année ; le malade ressentit vers cette époque des troubles vagues, de la *lassitude*, de l'*essoufflement* pendant les travaux manuels et quand il montait l'escalier. Il eut alors des *crampes* dans les membres ; ni fourmillements, ni cryesthésie, ni doigt mort mais quelquefois au début de son sommeil *des secousses électriques* le réveillent en sursaut.

Depuis quelques jours violente *céphalée* et crises de dyspnée. — *Un peu d'œdème aux paupières le matin.*

Il y avait en outre des troubles digestifs ; vomissements de tous les aliments, quelquefois même du lait ; alternatives de diarrhée et de constipation.

Etat actuel. — Tous ces troubles ont persisté (céphalée, dyspnée). Le malade est extrêmement faible ; pas d'œdème aux jambes. Pas de troubles de l'ouïe et de la vision. Quelquefois céphalalgie nocturne.

Tension artérielle très forte.

Au cœur : *bruit de galop présystolique.*

Rien au poumon.

Urines claires, *albumine* en assez grande quantité ; *pollakyurie*, mais *mictions très courtes* chaque fois.

Quantité d'urines en vingt-quatre heures avant le traitement :

31 août : 600 gr. ; — 1ᵉʳ septembre : 500 ; — 2 septembre : 1.130 ; — 3 septembre : 1.100 ; — 4 septembre : 1.100 ; — 5 septembre : 1.200 ; — 6 septembre : 1 litre.

Le 6 septembre on commence les frictions à la pilocarpine.

Quantité d'urines : 7 septembre : 1.400 ; — 8 septembre : 1.500 ; — 9 septembre : 1.100 ; — 10 septembre : 500 ; — 11 septembre : 780.

Le 12 septembre. — Le malade a une hémorrhagie nasale très abondante. Pouls très tendu ; — point de côté douloureux à droite. Rien ne peut arrêter l'épistaxis.

Le malade meurt d'hémorrhagie assez rapidement.

Autopsie le 14. — Poumons congestionnés ; le poumon droit ne va pas au fond de l'eau ; pas d'épanchement pleural.

Cœur de Traube pèse 535 gr. Foie pèse 1.815. Rate 130. *Reins* 105 et 95, bosselés, granuleux, scléreux, mélange complet des deux substances.

CHAPITRE VI

Mode d'emploi de la nouvelle méthode dans le traitement des néphrites. — Indications et contre-indications du traitement.

Nous avons indiqué au commencement de notre chapitre premier en quoi consistait essentiellement le traitement par les *applications externes de pilocarpine*. Nous voudrions dire ici quelques mots de son mode d'emploi, de différentes particularités qu'il comporte suivant les cas, enfin, du régime qu'il est bon de lui prescrire parallèlement.

Il est bien certain que la méthode, telle qu'elle est décrite en quelques mots page 9, n'a besoin pour amener ses effets salutaires, d'aucune espèce de précautions spéciales ni de l'administration simultanée d'aucun autre médicament. Elle seule peut suffire pour faire disparaître les accidents de nos brightiques. Mais on comprendra combien il serait illogique de faire suivre à nos malades atteints d'affections des reins un régime autre que le régime lacté, sous prétexte que les frictions pilocarpinées pouvaient faire seules toute la besogne. D'autant plus que l'action diurétique du lait est parfois d'un grand secours, que, donné à profusion, ce médicament fatigue l'estomac et que nous pouvons ici, en l'alliant à la médication nouvelle, le donner en moindre quantité, mais beaucoup plus longtemps.

Toutes les fois qu'il sera supporté, nous conseillons donc de prescrire, en même temps que les frictions et les enveloppements ouatés consécutifs, un litre et demi à deux litres de lait par jour à tous les sujets atteints de maladies aiguës ou chroniques du rein.

Mais il arrive souvent que les malades ont une grande répugnance pour lui : M. le D' Mollière a l'habitude de prescrire dans ces cas-là une sorte de bouillon nutritif dans lequel entrent divers légumes et surtout des poireaux.

Le régime des viandes blanches peut être commencé de bonne heure, dès que les symptômes se sont amendés. Que de fois, avec un tel régime, nos malades ont vu diminuer et disparaître l'albumine sous l'influence de notre médication.

D'une manière générale, sauf quand il y a menace d'urémie, on peut tolérer des potages, et un peu plus tard le veau et le poulet peuvent rentrer dans l'alimentation habituelle des malades, ainsi que le jambon suivant la pratique des médecins allemands.

Au début M. H. Mollière avait associé à sa méthode non seulement la diète lactée, mais encore divers diurétiques, l'ergot de seigle, le fer, « ce quinquina du rein », qui modifie si profondément le parenchyme rénal en même temps que l'état du sang concurremment altéré. Mais c'était de la plus stricte prudence, puisqu'on s'adressait pour lutter contre une maladie très grave à une médication qui n'avait pas encore fait ses preuves.

Disons aujourd'hui que l'emploi de tous ces médicaments est parfaitement inutile et qu'ils ne sauraient entrer dans notre thérapeutique comme adjuvants de la méthode.

Le point dont l'importance est capitale est qu'il faut pour réussir, appliquer le traitement avec une extrême rigueur, sans modifications ni fantaisies d'aucune sorte. A l'hôpital où l'on peut avoir un personnel exercé et une surveillance continuelle, les résultats ont été excellents, tandis que, dans la pratique ordinaire en ville, il n'en a pas toujours été de même : c'est que les malades n'ont pas voulu s'astreindre, dans ce cas, à supporter les enveloppements plus d'un très petit nombre de jours, et que perdant très vite patience, ils abandonnaient le traitement.

Il faut, bien au contraire, le continuer pendant plusieurs semaines, quelquefois pendant plusieurs mois, faisant des frictions le matin, et les enveloppements étant maintenus toute la journée.

. Les frictions auront d'autant plus d'effet que de plus larges surfaces cutanées seront recouvertes de vaseline pilocarpinée : toute la région dorso-lombaire doit être prise, et plus, si le malade n'est pas trop incommodé par le volume de l'enveloppement consécutif. Ces frictions faites avec la paume de la main recouverte de vaseline ont seulement pour but de bien étendre cette dernière sur toute la surface de la peau. Nous ne voulons plus ici irriter les gaines des poils et enlever les couches épidermiques, comme le voulait Daniel Mollière dans le traitement des entorses par un traitement identique au nôtre : ce n'est pas l'absorption de la pilocarpine que nous recherchons en effet, mais simplement son action à distance par contact cutané.

La dose de nitrate de pilocarpine ne doit pas dépasser 10 centigrammes pour 100 grammes de vaseline à cause des éruptions cutanées susceptibles d'être produites, et que nous avons eu à constater, rarement il est vrai, chez nos malades. Chez certains d'entre eux, plus susceptibles que les autres, les éruptions ont apparu à une dose moindre. Pour éviter toute espèce d'accidents, nous croyons convenable d'employer une pommade à 5 centigrammes seulement de nitrate de pilocarpine pour 100 gr. de vaseline, d'autant plus que tous les effets thérapeutiques du jaborandi que nous recherchons sont tout à fait suffisants à cette dose-là.

*_**

Notre médication convient à toutes les formes de néphrites, aiguës ou chroniques.

On nous l'a vu employer dans les maladies du rein caractérisées par de la polyurie, comme dans celles où nous avons au contraire de l'oligurie ou de l'anurie. C'est que l'excrétion étant toujours augmentée, nous avons toujours eu à noter la disparition des accidents dispnéiques ou œdémateux dans un délai très rapide, et que la polyurie brightique a besoin de la polyurie due à la pilocarpine. Dans ce cas, à la polyurie morbide succède la polyurie salutaire et indispensable à l'élimination des principes toxiques.

Notre traitement serait inutile, comme nous l'avons dit, dans le cas d'altération complète du rein, mais, étant donné l'innocuité absolue de la méthode, il faut toujours l'essayer, et elle sera même, dans certains cas, la pierre de touche de la valeur du filtre rénal.

Toutes les contre-indications des injections hypodermiques de pilocarpine disparaissent ici. Les applications externes peuvent être ordonnées même chez les vieillards et chez les sujets dont le cœur est faible.

Une seule contre-indication existe cependant : c'est l'attaque d'urémie. On a affaire dans ces cas-là à des malades trop faibles d'une part pour supporter notre médication, et d'autre part trop en imminence de danger pour ne pas recourir à un moyen rapide et presque instantané de soulagement, tel que la saignée, par exemple. C'est donc à la saignée qu'il faut avoir recours dans ces cas-là, et ne pas s'amuser à frictionner son malade à la vaseline pilocarpinée, qui ne peut produire ses effets que plusieurs heures après. Son effet le plus rapide, la diaphorèse, est d'ailleurs contre-indiqué ici. Tous ces phénomènes d'élimination, si précieux en d'autres cas, sont évidemment hyposthénisants, et cette hyposthénie, qui n'est pas même un petit inconvénient pour les malades ordinaires, pourrait être fatale aux urémiques.

Les mouvements respiratoires enfin, que ces derniers font toujours avec tant d'efforts, seraient gênés, tout à fait maladroitement, par un enveloppement ouaté du thorax.

Ce n'est donc que lorsque l'attaque d'urémie sera conjurée par les moyens énergiques employés d'ordinaire à cet effet, que le médecin devra commencer notre traitement ; ce dernier sera alors capable de prévenir une nouvelle attaque, et de faire disparaitre tous les accidents aigus, pour un temps plus ou moins long, suivant les sujets.

CHAPITRE VII

***

Action physiologique des applications externes de pilocarpine

Nous avons réservé pour le dernier chapitre les considérations que nous voulions donner sur le mécanisme de l'action de la pilocarpine administrée sous forme de frictions, parce qu'elles relient en quelque sorte les faits thérapeutiques et physiologiques que nous avons signalés jusqu'ici. Il nous semble que l'importance de ce mécanisme est considérable, et qu'il est d'autant plus remarquable que toute une classe d'agents thérapeutiques pourraient être différenciés et caractérisés par cette action.

On sait depuis longtemps que la pilocarpine introduite par voie hypodermique provoque une action d'hypersécrétion des glandes par l'intermédiaire du sang. Presque tous les auteurs admettent une action de l'alcaloïde sur le système nerveux, et certains autres une action directe sur les éléments glandulaires.

Pour qu'une de ce deux théories puisse s'appliquer à l'emploi du jaborandi, tel que nous l'avons indiqué, il faudrait que notre médicament fût absorbé par le fait des frictions, comme il l'est par le fait d'une injection sous-cutanée, et que ces deux emplois d'un même agent thérapeutique aient le même résultat commun : l'absorption.

Nous avons déjà vu dans un chapitre précédent combien les deux médications étaient différentes au point de vue clinique : il était bien naturel de penser de prime abord que le mécanisme physiologique devait être tout aussi différent.

Nous sommes arrivés à la conception de deux actions simultanées des applications externes de pilocarpine et qui ont ce caractère commun d'exister toutes deux *sans absorption du médicament* et sans qu'il soit par conséquent transporté par voie sanguine, soit au contact du tissu glandulaire appelé à l'hyperfonction, soit au contact de terminaisons nerveuses, point de départ d'effets directs ou réflexes.

La première action est toute locale : Straus et Aubert ont prouvé que la pilocarpine appliquée sur la peau n'a aucune influence sur les points du tégument avec lesquels elle n'a pas de contact.

La deuxième action est une action à distance, *action propulsive*, comme dit le professeur Soulier, et qui s'exerce ici sur le rein.

A la première, nous sommes redevables de la dérivation produite du côté de la peau et de la décongestion des organes internes, à quoi nous devons attribuer une part de nos succès dans les formes aiguës et dans les formes chroniques ; le processus inflammatoire du côté des reins est arrêté de telle sorte que les lésions restant limitées à quelques pyramides, on n'a plus affaire qu'à des néphrites partielles compatibles avec une survie de longue durée.

A la seconde, nous sommes redevables de cette puissante diurèse, qui est le phénomène le plus remarquable consécutif à l'emploi de notre méthode.

Voyons d'abord les quelques faits qui nous permettent de penser que la pilocarpine n'est pas absorbée par la peau.

Des recherches très minutieuses ont été faites en premier lieu par M. Porteret, pharmacien en chef de l'Hôtel-Dieu, et jamais la présence de l'alcaloïde n'a pu être décelée dans l'urine. La quantité d'extrait recueillie par lui dans les urines a été dissoute dans 3 centimètres cubes d'eau faiblement acidulée avec l'acide chlorhydrique et a servi à M. Aubert à instituer trois expériences consistant à faire passer la substance à travers l'épiderme au niveau de l'électrode positive pour constater la réaction des glandes sudoripares. S'il y avait eu de la pilocarpine il y aurait eu production de sueurs, et cette méthode *extrêmement sensible* permet de déceler sûrement (ce qui a été fait souvent), un centigramme de chlorhydrate de pilocarpine dissous dans deux litres d'eau.

Or, dans les expériences de M. Aubert, les résultats ont été négatifs, trois fois de suite. Cela prouve, ou qu'il n'y avait pas de pilocarpine, ou que cette pilocarpine s'y trouvait dans une combinaison qui ne lui permettait pas d'exercer son action sur les glandes sudoripares, ce qui revient parfaitement au même dans les deux cas.

Nous sommes donc autorisés, il nous semble, à refuser à notre médicament toute action directe ou réflexe provenant de sa présence à l'intérieur, et à croire que l'absorption cutanée est nulle dans ces cas-là.

Ainsi, c'est à une *action de contact*, pouvant ou bien rester *locale*, ou bien *être transmise à distance* que nous avons affaire dans notre méthode, et les faits cliniques observés nous amènent à admettre, comme nous l'avons dit plus haut, la *coexistence de ces deux actions*.

En décembre 1893, des recherches faites par le Dr Geley, dans le service de M. le professeur Teissier, lui firent affirmer que des badigeonnages de cocaïne produisaient un effet antithermique notable ; en collaboration avec M. Guinard, il expérimenta de même certains alcaloïdes, la spartéine, l'helléboréine, la cicutine, etc... ; et les effets produits par ces applications externes furent très nets. Ces expérimentateurs concluent que les alcaloïdes ainsi mis au contact des surfaces cutanées donnaient lieu à un réflexe médullaire amenant l'abaissement de la température. Comme le fait excellemment remarquer le Dr Geley (*Des applications périphériques de certains alcaloïdes*. Thèse inaugur. Lyon 1894) il n'est pas rare d'observer à la suite d'impressions extérieures sur la peau, telles qu'une sensation de froid par exemple, une modification profonde dans la température du corps. Nul doute, qu'en cette occasion, les extrémités nerveuses cutanées n'aient été impressionnées, et que l'action se soit produite par voie centripète. L'action de la pilocarpine est une action de contact analogue à la précédente, il est logique d'expliquer son transport à distance par une intervention identique du système nerveux.

Par là, notre médication rentre dans la *médication propulsive* de M. le professeur Soulier ; cette dernière, en effet, est une action à distance, en dehors de toute absorption, où le système nerveux est le seul intermédiaire.

L'idée de propulsion est d'ailleurs différente de l'idée d'action réflexe ; la théorie du réflexe de Marshall-Hall est certainement séduisante, mais n'est en réalité qu'un schéma très simple d'une action très complexe : il faut réunir un point de départ à un point d'arrivée et l'on devait imaginer qu'il y avait réflexion au niveau d'un centre comme un rayon lumineux par exemple se réfléchit contre une surface.

Mais quelle est en réalité l'intervention du système nerveux ? Epicure parlait d'effluves qui cheminent le long des nerfs, et nous ne sommes pas, à la vérité, beaucoup plus fixés que lui !

Comme le dit H. Soulier, dans son traité de thérapeutique, « toutes les actions médicamenteuses, produites en dehors de toute absorption, présentent une grande analogie avec les faits d'interférence physique. Ainsi tend à se réaliser la prophétie de Newton qu'un jour viendrait où tous les faits chimiques et vitaux seraient prouvés être d'ordre physique et mécanique, se résoudraient en mouvements atomiques et vibrations moléculaires. »

*
* *

Dès maintenant, on voit comme, physiologiquement, la médication par la pilocarpine à l'extérieur se trouve nettement séparée de toutes les autres médications. Nous terminerons donc par cette remarque de M. Guinard, faite à M. le Dr Mollière au congrès de médecine interne de Lyon en 1894, et qui nous semble fort juste : « Il est probable qu'il existe une classe d'alcaloïdes agissant comme la pilocarpine en frictions et par le même mécanisme ; ce serait alors une classe d'agents thérapeutiques spéciaux et dont l'alcaloïde du jaborandi aura été le premier employé. »

Cette classe d'alcaloïdes est encore à trouver.

CONCLUSIONS

I. — La médication par les applications externes de pilocarpine consiste en frictions de vaseline pilocarpinée sur toute la région dorso-lombaire, et enveloppements ouatés consécutifs de toutes les surfaces cutanées frictionnées.

II. — L'effet le plus remarquable de cette médication est une *polyurie* énorme qui se manifeste le plus souvent dans les vingt-quatre heures qui suivent le commencement de l'application du traitement.

III. — A ce moyen d'élimination, s'ajoute une *diaphorèse* souvent très considérable que l'on peut observer deux ou trois heures après les frictions, et qui se maintient parfois plusieurs jours ou même plusieurs semaines. Il y a cependant quelques cas, fort rares il est vrai, où ce phénomène diaphorétique a manqué.

IV. — Cette médication a été appliquée d'une façon absolument heureuse dans le traitement des *maladies aiguës ou chroniques du rein.*

V. — Les frictions sont faites tous les matins et les enveloppements maintenus toute la journée, jusqu'à disparition complète des accidents.

VI. — Les symptômes s'amendent dans presque tous les cas trois ou quatre jours après l'application du traitement, et cèdent dans le courant de la deuxième semaine, parfois dans le courant de la troisième. Les *œdèmes* surtout disparaissent avec la plus grande rapidité. Les malades accusent un sentiment de bien-être qui est l'un des principaux bienfaits de la méthode.

La guérison est la règle en quinze ou vingt jours dans les formes aiguës ; l'amélioration durable, dans les formes chroniques.

VII. — L'innocuité du traitement est absolue, tant au point de vue des résultats immédiats que des conséquences tardives.

VIII. — On doit associer au traitement l'emploi du régime lacté, si le malade tolère le lait sans difficultés ; mais il n'est pas nécessaire que ce régime soit absolu pendant bien longtemps et les viandes blanches peuvent être données sans crainte dès que les accidents rétrocèdent.

IX. — Il y a lieu d'appliquer la méthode dans toutes les affections du rein, et il n'existe aucune contre-indication. — Dans le cas d'*attaque d'urémie* le danger est trop imminent pour ne pas employer les moyens immédiats et énergiques tels que la saignée ; l'attaque une fois conjurée, les frictions à la pilocarpine auront alors le meilleur effet et seront capables d'en conjurer une seconde.

X. — *Cliniquement,* notre traitement se différencie de tous les autres où l'on emploie la pilocarpine par des effets qui lui appartiennent en propre. Alors que la pilocarpine à l'intérieur augmente toutes les sécrétions, sauf la sécrétion urinaire qui semble au contraire diminuée, nous avons à noter, par les applications externes de notre alcaloïde, la *coexistence de la diaphorèse et de la diurèse* et l'*absence d'exagération des autres sécrétions ;* ce dernier fait est surtout évident pour la sécrétion salivaire, si augmentée dans les injections hypodermiques de notre médicament et qui ne change pas ici.

En second lieu, l'emploi d'*autres substances* dans les mêmes conditions et avec la même excitation cutanée, ainsi que les simples enveloppements ouatés entretenant une chaleur permanente au niveau des reins, n'ont donné aucun des résultats que nous obtenons par notre méthode.

XI. — *Physiologiquement,* l'action de la pilocarpine en applications cutanées est encore bien distincte de l'action de ce médicament dans ses autres emplois. C'est une action *de contact*, s'exerçant sur place et transmise à distance par l'intermédiaire du système nerveux (ACTION PROPULSIVE de M. le professeur Soulier). La pilocarpine ainsi employée n'est pas absorbée.

Courbe de la Quantité d'Urines émises en 24 heures

Barthélemy, 63 ans [...] Néphrite Chronique — Sans début isolé.

N.° 2   Courbe de la Quantité d'Urines émises en **24** heures et de la quantité
d'albumine par litre

B........ Marie .... Fenixon N.° 10. Néphrite Aiguë à Frigore

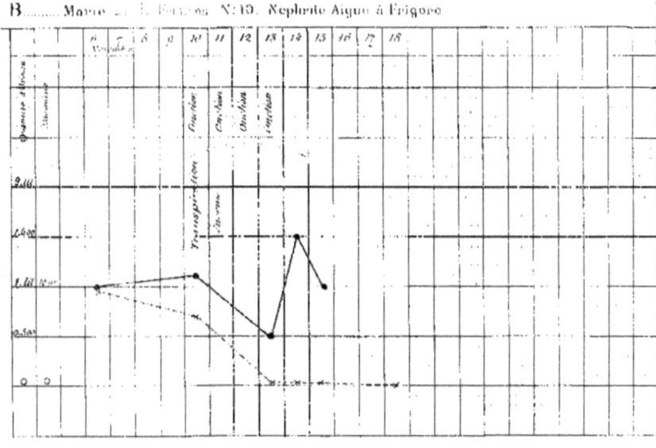

N.° 3   Courbe de la Quantité d'Urines émises
en **24** heures

E........ Dominique. Salle St Jean. N.° 16 _ Mal de Bright.

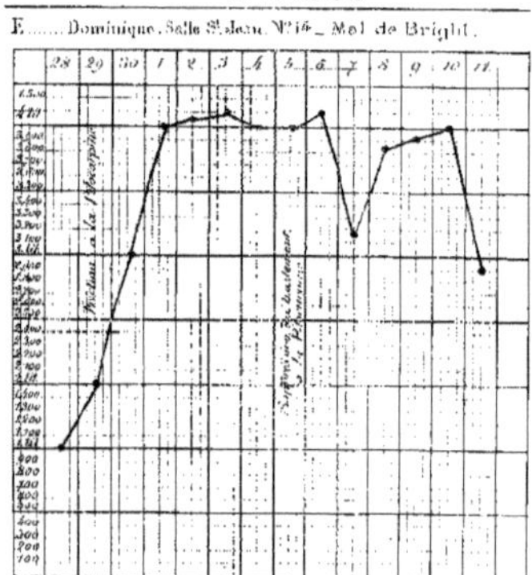

N° 4   Courbe de le Quantité d'Urines émises en 24 heures
M .....Pierre, 48 ans, Salle ...., N° .4.. Néphrite Aiguë. .... Diète lactée

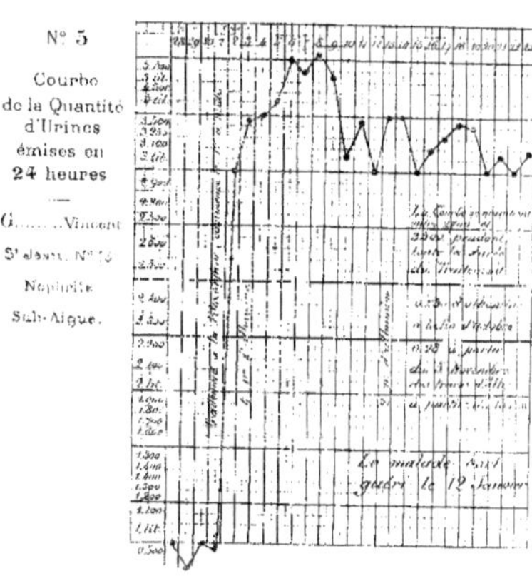

N° 5

Courbe
de la Quantité
d'Urines
émises en
24 heures
—
G........Vincent
St Jean, N° ..
Néphrite
Sub-Aiguë.

D..... Claude, 52 ans, Salle St Jean, Nº 20.—Néphrite Interstitielle

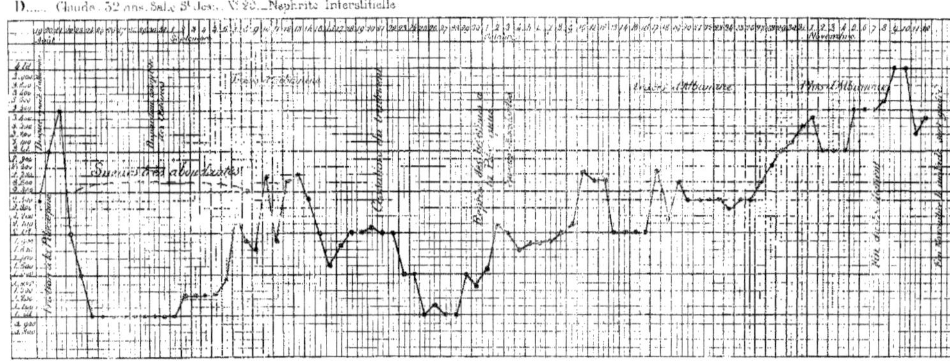

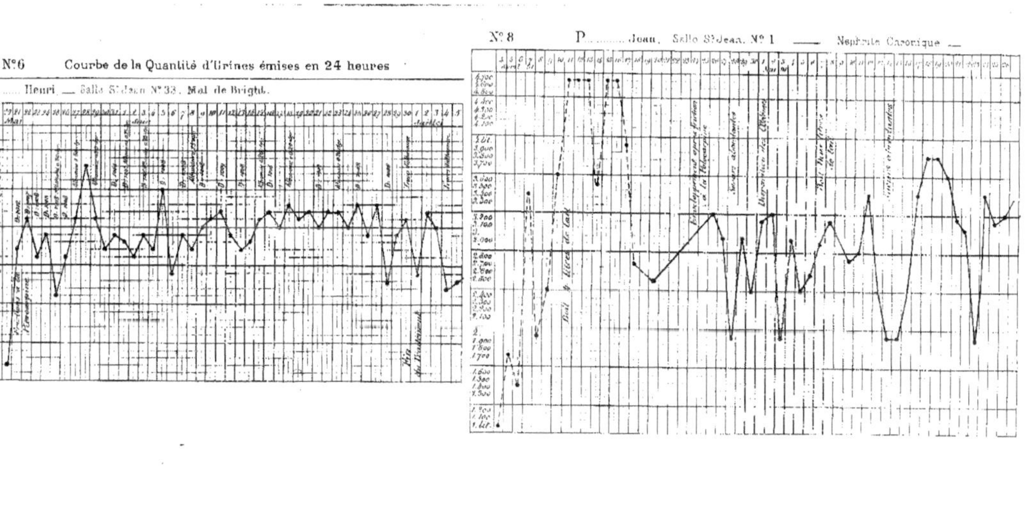

N° 6   Courbe de la Quantité d'Urines émises en 24 heures
Henri — Salle St Jean N° 33. Mal de Bright.
N° 8   P..........Jean, Salle St Jean. N° 1 ___ Nephrite Chronique ___

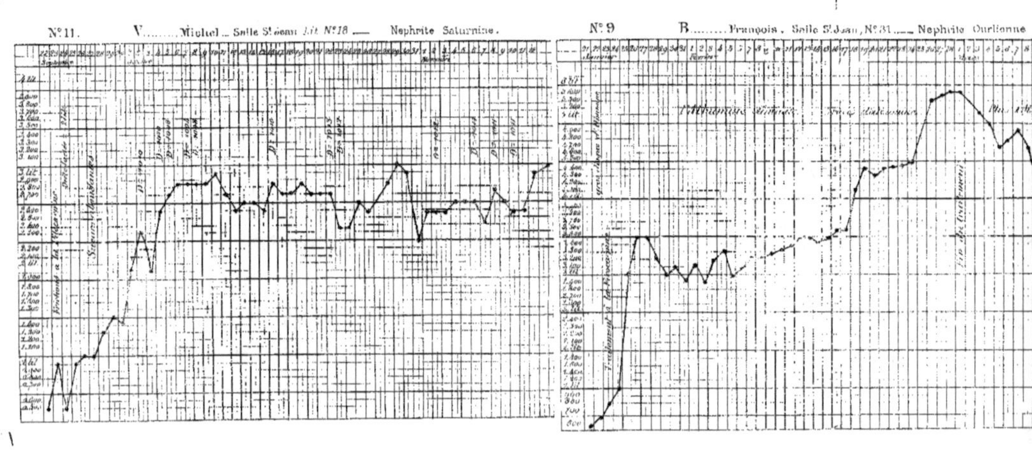

N° 11. V........Michel _ Salle St Jean lit N° 18 _ Nephrite Saturnine.
N° 9   B........François. Salle St Jean, N° 31 _ Nephrite Ourlienne

N°. 10 . R........ Louis, Salle St Jean _ *Lit N°. 8.* __ Nephrite Aigüe.